W0258190

# Veröffentlichungen aus dem Gebiete des Militär-Sanitätswesens.

**Herausgegeben von der Medizinal-Abteilung des Kgl. Preussischen Kriegsministeriums.**

1. Heft. Historische Untersuchungen über das Einheilen und Wandern von Gewehrkugeln. Von Stabsarzt Dr. A. Köhler. 1892. 80 Pf.

2. Heft. Ueber die kriegschirurgische Bedeutung der neuen Geschosse. Von Geh. Ober-Med.-Rat Prof. Dr. von Bardeleben. 1892. 60 Pf.

3. Heft. Ueber Feldflaschen und Kochgeschirre aus Aluminium. Bearbeitet von Stabsarzt Dr. Plagge und Chemiker G. Lebbin. 1893. 2 M. 40 Pf.

4. Heft. Epidemische Erkrankungen an akutem Exanthem mit typhösem Charakter in der Garnison Cosel. Von Oberstabsarzt Dr. Schulte. 1893. 80 Pf.

5. Heft. Die Methoden der Fleischkonservierung. Von Stabsarzt Dr. Plagge und Dr. Trapp. 1893. 3 M.

6. Heft. Verbrennung des Mundes, Schlundes, der Speiseröhre und des Magen's. Behandlung der Verbrennung und ihrer Folgezustände. Von Stabsarzt Dr. Thiele. 1893. 1 M. 60 Pf.

7. Heft. Das Sanitätswesen auf der Weltausstellung zu Chicago. Bearbeitet von Generalarzt Dr. C. Grossheim. Mit 92 Textfiguren. 1893. 4 M. 80 Pf.

8. Heft. Die Choleraerkrankungen in der Armee 1892 bis 1893 und die gegen die Cholera in der Armee getroffenen Massnahmen. Bearbeitet von Stabsarzt Dr. Schumburg. Mit 2 Textfiguren und 1 Karte. 1894. 2 M.

9. Heft. Untersuchungen über Wasserfilter. Von Oberstabsarzt Dr. Plagge. Mit 37 Textfiguren. 1895. 5 M.

10. Heft. Versuche zur Feststellung der Verwertbarkeit Röntgenscher Strahlen für medizinisch-chirurgische Zwecke. Mit 23 Textfiguren. 1896. 6 M.

11. Heft. Ueber die sogenannten Gehverbände unter besonderer Berücksichtigung ihrer etwaigen Verwendung im Kriege. Von Stabsarzt Dr. Coste. Mit 13 Textfiguren. 1897. 2 M.

12. Heft. Untersuchungen über das Soldatenbrot. Von Oberstabsarzt Dr. Plagge und Chemiker Dr. Lebbin. 1897. 12 M.

13. Heft. Die preussischen und deutschen Kriegschirurgen und Feldärzte des 17. und 18. Jahrhunderts in Zeit- und Lebensbildern. Von Oberstabsarzt Prof. Dr. A. Köhler. Mit Porträts und Textfiguren. 1898. 12 M.

14. Heft. Die Lungentuberkulose in der Armee. Bearbeitet in der Medizinal-Abteilung des Königl. Preuss. Kriegsministeriums. Mit 2 Tafeln. 1899. 4 M.

15. Heft. Beiträge zur Frage der Trinkwasserversorgung. Von Oberstabsarzt Dr. Plagge und Oberstabsarzt Dr. Schumburg. Mit 1 Tafel und Textfiguren. 1900. 3 M.

16. Heft. Ueber die subkutanen Verletzungen der Muskeln. Von Dr. Knaak. 1900. 3 M.

17. Heft. Entstehung, Verhütung und Bekämpfung des Typhus bei den im Felde stehenden Armeen. Bearbeitet in der Medizinal-Abteilung des Königl. Preuss. Kriegsministeriums. **Zweite** Auflage. Mit 1 Tafel. 1901. 3 M.

18. Heft. Kriegschirurgen und Feldärzte der ersten Hälfte des 19. Jahrhunderts (1795—1848). Von Stabsarzt Dr. Bock und Stabsarzt Dr. Hasenknopf. Mit einer Einleitung von Oberstabsarzt Prof. Dr. Albert Köhler. 1901. 14 M.

19. Heft. Ueber penetrierende Brustwunden und deren Behandlung. Von Stabsarzt Dr. Momburg. 1902. 2 M. 40 Pf.

20. Heft. Beobachtungen und Untersuchungen über die Ruhr (Dysenterie). Die Ruhrepidemie auf dem Truppenübungsplatz Döberitz im Jahre 1901 und die Ruhr im Ostasiatischen Expeditionskorps. Zusammengestellt in der Medizinal-Abteilung des Königl. Preuss. Kriegsministeriums. Mit zahlr. Textfiguren und 8 Tafeln. 1902. 10 M.

21. Heft. Bekämpfung des Typhus. Von Geh. Med.-Rat Prof. Dr. Robert Koch. 1903. 50 Pf.

22. Heft. Ueber Erkennung und Beurteilung von Herzkrankheiten. Vortrag aus der Sitzung des Wissenschaftl. Senats bei der Kaiser Wilhelms-Akademie für das militärärztliche Bildungswesen am 31. März 1903. 1903. 1 M. 20 Pf.

23. Heft. Kleinere Mitteilungen über Schussverletzungen. Aus den Verhandlungen des Wissenschaftlichen Senats der Kaiser Wilhelms-Akademie für das militärärztliche Bildungswesen vom 3. Juni 1903. 1903. 2 M.

24. Heft. Kriegschirurgen und Feldärzte in der Zeit von 1848 bis 1868. Von Oberstabsarzt a. D. Dr. Kimmle. 1904. 14 M.

BIBLIOTHEK VON COLER-VON SCHJERNING.
BAND XLI.

# Magenkrankheiten durch Kriegseinwirkungen.

## Lazaretterfahrungen

auf dem Gebiete der

### allgemeinen Pathologie, Klinik und Begutachtung der Magenkrankheiten

von

**Prof. Dr. H. Strauß,**
Geh. Sanitätsrat,
Fachbeirat für innere Medizin beim III. Armeekorps.

Mit einem Vorwort
von

Generalarzt Dr. **Schultzen,**
Chef des Preußischen Sanitätskorps,
Direktor des Sanitäts-Departements des Preußischen Kriegsministeriums.

Springer-Verlag Berlin Heidelberg GmbH 1919

ISBN 978-3-662-34842-0     ISBN 978-3-662-35172-7 (eBook)
DOI 10.1007/978-3-662-35172-7

# Vorwort.

Die sichere Beurteilung von Magenkrankheiten kann außerordentlichen Schwierigkeiten begegnen und setzt in vielen Fällen neben einer völligen Beherrschung fachärztlicher Fragen noch eine umfangreiche Erfahrung auf dem Gebiete der gesamten inneren Medizin und ihrer Grenzgebiete, so insbesondere der Neurologie und Psychiatrie voraus. Dies gilt im besonderen Grade für Fragen der militärärztlichen und versicherungsärztlichen Begutachtung. Bei der großen Bedeutung, die die ärztliche Begutachtung der Kriegsbeschädigten auf lange Zeit hinaus für den Arzt haben wird, muß es daher mit besonderem Dank begrüßt werden, daß der Verfasser, der als Internist und Forscher auf dem Gebiete der Magenkrankheiten hierzu besonders berufen erscheint, es unternommen hat, eine große Zahl von Magenkrankheiten während des Krieges nach einheitlichen Gesichtspunkten unter Benutzung aller erprobten neuzeitigen klinischen Hilfsmittel systematisch durchzuuntersuchen und vom Standpunkte des ärztlichen Gutachters kritisch zu beleuchten. Ueberall tritt in der Darstellung die praktisch so ungemein wichtige Frage in den Vordergrund: welche Mittel uns zur Verfügung stehen, um eine durch eine Magenerkrankung bedingte Verminderung der körperlichen Leistungsfähigkeit festzustellen und in ihrer Höhe zu beurteilen. Da der Verfasser seine Lazaretterfahrungen auch zum Ausgangspunkt allgemeiner Betrachtungen über Pathogenese, Diagnose, ärztliche Behandlung usw. macht, ist der Inhalt der Arbeit auch für weitere ärztliche Kreise von Wert.

Von Einzelfragen, die in den vorliegenden Mitteilungen erörtert sind, haben besonders die Erfahrungen über die praktische Durchführung eines Großbetriebes in der diätetischen Behandlung, ferner die Feststellungen über Zusammenhänge zwischen Konstitution und

Magenkrankheiten, sowie die kritischen Betrachtungen über die Diagnostik des Magengeschwürs und die Ausführungen über Dienstbeschädigungsfragen einen besonderen Anspruch auf Interesse.

Möge die Arbeit als reiche Frucht fleißig gesammelter und wissenschaftlich durchgearbeiteter Kriegserfahrungen die ihr zukommende Beachtung und Verbreitung finden zur Förderung der ärztlichen Wissenschaft und Praxis und zum Wohle vieler Tausender Kriegsbeschädigter.

Diesen Wunsch gebe ich ihr gern mit auf den Weg.

Berlin, 15. Juni 1919.

**Schultzen,**
Generalarzt, Chef des Preußischen Sanitätskorps,
Direktor des Sanitäts-Departements des Kriegsministeriums
M. W. b.

# Vorbemerkung des Verfassers.

Die nachstehenden, im Sommer 1918 abgeschlossenen, „Lazaretterfahrungen“ sind in einem Sonderlazarett für Verdauungs- und Stoff-
wechselkrankheiten des III. Armeekorps (Stellvertretender Korpsarzt
Herr Generaloberarzt Dr. Leu) gesammelt. Sie haben zu zahlreichen
wichtigen Beobachtungen und Feststellungen geführt, die nicht nur ein
ausschließliches militärärztliches Interesse besitzen, sondern auch für
die Beurteilung vieler Fragen der allgemeinen Pathologie und Klinik
der Magenkrankheiten — so vor allem für die Fragen der Begutachtung — von Wert geworden sind. Grade die Eigenart der
militärischen Fragestellung hat zu einer ganzen Reihe von Beobachtungen und Betrachtungen Veranlassung gegeben, deren Ergebnisse
nicht nur der militärärztlichen Seite der Medizin zugute gekommen
sind, sondern an gar mancher Stelle auch eine Ergänzung und Förderung unseres Wissens auf den verschiedensten Gebieten der Magenpathologie gezeitigt haben. Es sei nach dieser Richtung nur auf
die Ausführungen über nervöse und konstitutionelle Magenkrankheiten sowie über das Magengeschwür verwiesen. Ganz allgemein
sind in den nachstehenden „Lazaretterfahrungen“ fast nur praktische Fragen erörtert und es hat die besondere Art des behandelten
Gegenstandes auch zu einer Abweichung in der Einteilung und Grup-
pierung des Stoffes von dem in den Lehrbüchern üblichen Schema
Anlaß gegeben. Außerdem hat die Zeit, in welcher die Niederschrift
der vorliegenden Erfahrungen erfolgt ist, nicht nur Knappheit der
Darstellung, sondern auch weitgehende Beschränkung auf das Tat-
sächliche und das für die ärztliche Praxis Wichtige verlangt. Infolgedessen konnten Einzelheiten — namentlich theoretischer Natur —
nicht immer bis in die letzte Konsequenz erörtert werden, und es konnte

auch die Literatur nicht an allen Stellen erschöpfend berücksichtigt
werden. Ich glaube aber kaum, daß dies als Nachteil zu betrachten sein
dürfte, weil sich ja jedermann ohne Schwierigkeiten über das Weitere
in anderen Büchern orientieren kann. Außerdem verfolgte die vorliegende Schrift nur die Absicht, wertvolle Erfahrungen, die an
einem großen, nach einheitlichen Gesichtspunkten verarbeiteten
Material gewonnen sind, der Allgemeinheit zugänglich zu machen,
um Kriegserfahrungen auch der Friedensarbeit des Arztes dienstbar
zu machen.

H. Strauß.

# Inhaltsverzeichnis.

# EINLEITUNG.

## I. Zweck und Arbeitsbetrieb des Sonderlazarettes.

### A. Zweck des Sonderlazarettes.

Die Sonderabteilung für Verdauungs- und Stoffwechselkranke des Reservelazarettes Südende, in welcher die hier zu besprechenden Erfahrungen gewonnen sind, war von seiten des III. Armeekorps zu dem Zweck errichtet worden, durch eine möglichst ausgiebige Benutzung aller zurzeit anerkannten Hilfsmittel die Erkennung und Behandlung von im Felde und beim Besatzungsheer an Verdauungsleiden erkrankten Heeresangehörigen zu fördern, ferner die Beurteilung der dienstlichen Verwendbarkeit Neueingestellter sowie auch von Verdauungskrankheiten Wiederhergestellter möglichst zu klären. Schließlich sollte das Lazarett auch die Beurteilung der Rentenbemessung der von einer Verdauungskrankheit nicht völlig genesenen Heeresangehörigen durch Beschaffung möglichst exakter Unterlagen erleichtern und sichern.

Auf die Bedeutung von Sonderlazaretten für den vorliegenden Zweck hatten ungefähr gleichzeitig Römheld[1]) und ich selbst[2]) sowie ferner Goldscheider[3]), Crämer[4]), Korach[5]) und andere hingewiesen, und es hat sich der Gedanke als solcher im Laufe des Krieges auch durchaus bewährt. Dies gilt nicht nur für die im Heimatgebiet eingerichteten Sonderlazarette (s. Römheld), sondern auch für eine auf Anregung von Goldscheider bei einer Kriegslazarettabteilung in der Etappe eingerichtete Beobachtungsstation für Magenkranke, in welcher die diagnostisch unklaren chronischen Magenfälle einer bestimmten Armee gesammelt worden sind. Der Gründe, welche die Schaffung von Sonderlazaretten auf dem vorliegenden Gebiete wünschenswert machten, sind es, wie ich seinerzeit schon ausgeführt habe, mehrere. Zunächst gibt es kaum ein Gebiet der inneren Medizin, auf welchem die Beschaffung des objektiven Beweismaterials für die Diagnose so kompliziert und so schwierig ist, wie auf dem Gebiete der Verdauungskrankheiten. Dies ist nicht nur durch die Art der in Betracht kommenden Methoden, sondern auch durch die Grenzen ihrer Leistungsfähigkeit bedingt. Sind doch zur Erhebung

---

1) Römheld, Deutsche med. Wochenschr. 1915. Nr. 47.
2) H. Strauß, Zeitschr. f. ärztl. Fortbild. 1916. Nr. 2.
3) Goldscheider, Zeitschr. f. physik. u. diät. Ther. 1917. Bd. 21.
4) Crämer, Münch. med. Wochenschr. 1917. Nr. 34.
5) Korach, Berl. klin. Wochenschr. 1918. Nr. 8.

der objektiven Befunde eine ganze Reihe von technischen Einrichtungen notwendig, welche nicht in allen Lazaretten vorhanden sind, und auch die Deutung der mit den genannten Methoden erhobenen Befunde ist oft recht schwierig. Außerdem gibt es eine ganze Reihe von Verdauungskrankheiten, bei welchen mit den derzeitigen Methoden überhaupt kein vom Regelrechten abweichender Befund zu erheben ist, so daß oft auch noch eine besondere fachärztliche Erfahrung für die Beurteilung der betreffenden Patienten notwendig ist. Allerdings darf die betreffende fachärztliche Erfahrung nicht zu einseitig sein, da für die Zwecke der Begutachtung recht häufig Krankheitsbilder in Frage kommen, die der Neurologie oder der inneren Medizin im engeren Sinne angehören. Gerade weil auf dem vorliegenden Gebiet auch bei wirklich Kranken nicht ganz selten ein objektiver Befund fehlt, kann die Deutung der Krankheitsbilder im Einzelfalle zuweilen außerordentlich schwierig werden und es ist infolgedessen auf keinem Gebiete der inneren Medizin der Simulation und Uebertreibung ein so weiter Spielraum gegeben, als auf dem Gebiete der Verdauungskrankheiten.

Ein weiterer Grund, welcher für Sonderlazarette für Verdauungskranke sprach, liegt darin, daß die überwiegende Mehrzahl der landläufigen Lazarette nicht in der Lage war, den therapeutischen Anforderungen zu genügen, welche insbesondere in bezug auf die Diät zu stellen sind. Wenn auch die „Beköstigungsvorschriften für die Kranken des Heeres im Frieden und im Kriege" in jedem Lazarett die Durchführung einer aus dem Rahmen der gewöhnlichen Formen heraustretenden Verpflegung zuließen, indem die Chefärzte der Lazarette ermächtigt sind, gewisse „nicht vorgesehene Nähr- und Stärkungsmittel, die nach ärztlichem Ermessen in besonderen Fällen notwendig sind", zu verordnen, so waren doch häufig die praktischen Schwierigkeiten einer solchen Sonderbeköstigung im Rahmen der gewöhnlichen Lazarette außerordentlich große, auch wenn man von den in gewissen Zeiten des Krieges vorhanden gewesenen Schwierigkeiten der Nahrungsmittelbeschaffung absieht. Zum mindesten erwies sich die Sonderbeköstigung bei einer Konzentration von Verdauungskranken in einem einzigen Lazarett als viel leichter durchführbar, wie bei einer Verteilung der Patienten auf zahlreiche Lazarette. Dies galt nicht nur für die Beschaffung der Rohstoffe und für die Zubereitung der einzelnen Speisen, sondern auch bezüglich der Ueberwachung der Beköstigung der einzelnen Patienten.

## B. Arbeitsbetrieb des Sonderlazarettes.

Der Arbeitsbetrieb des Lazarettes war in der Weise geregelt, daß der ärztliche Dienst von zwei in Verdauungskrankheiten erfahrenen Aerzten geleistet wurde und zwar nach Richtlinien, die vom Verfasser aufgestellt waren.

Die Einrichtung des Lazarettes selbst war folgende:

Das 106 Betten umfassende Sonderlazarett, aus welchem die hier zu besprechenden Erfahrungen mitgeteilt werden sollen, war in dem Kasino einer Fabrik untergebracht und verfügte hierdurch von vornherein über eine gut eingerichtete Küche. Außerdem waren ihm für seine Sonderzwecke zur Verfügung gestellt:

1. ein entsprechendes Laboratorium mit einer in den in Betracht kommenden Arbeiten erfahrenen Laborantin;

2. ein Röntgeninstitut, dessen Leitung einem in der Untersuchung von Verdauungskranken besonders erfahrenen Kollegen übertragen wurde, und

3. eine diätetische Küche, für deren Betrieb außer einer tüchtigen Köchin noch eine auf dem Gebiete der diätetischen Kochkunst erfahrene, mit höherer Bildung versehene Leiterin angestellt wurde, die nicht nur eine Ausbildung als Kochlehrerin empfangen und praktische Erfahrungen in einer diätetischen Kuranstalt gewonnen hatte, sondern auch zu Kriegsbeginn als Hilfsschwester vom Roten Kreuz ausgebildet worden war.

## 1. Diagnostik.

Soweit die Diagnostik in Betracht kam, suchten wir möglichst alle zur Verfügung stehenden anerkannten Untersuchungsmethoden planmäßig zu benutzen. Da die Erfahrung lehrt, daß die Beschwerden zahlreicher Verdauungskranker trotz Verschiedenheit der anatomischen Grundlagen in sehr vielen Punkten übereinstimmen, hielten wir es für die Beurteilung des Einzelfalles für nötig, alle nur irgendwie erreichbaren objektiven Befunde zu sammeln. Gerade weil wir im voraus nie wissen können, welche Untersuchungsmethode im Einzelfalle einen wichtigen oder gar entscheidenden Gesichtspunkt zu liefern vermag, hielten wir ein bestimmtes Programm, eine gewisse Systematik des Vorgehens für notwendig. Nicht minder wichtig erschien uns aber auch eine sehr kritische Beurteilung der objektiven Befunde und eine sehr weitgehende Berücksichtigung der ärztlichen Erfahrung bei der Würdigung der von den Patienten gemachten Angaben. Denn es bedeutet u. E. eine weitgehende Ueberschätzung der neuzeitlichen Untersuchungsmethoden, wenn man glaubt, daß diese uns in der Mehrzahl der Fälle ohne weiteres ein klares, eindeutiges Bild der anatomischen Veränderungen des betreffenden Falles vermitteln. Aber gerade weil wir im voraus nie wissen können, welche diagnostisch verwertbaren Befunde durch Anwendung der objektiven Methoden im Einzelfalle gewonnen werden können, hielten wir uns verpflichtet, in jedem einzelnen Falle alles nur irgendwie erreichbare objektive Material zu sammeln. Welche große Bedeutung daneben noch der ärztlichen Erfahrung und der klinischen Betrachtung im allgemeinen zukommt, ergibt sich schon aus der bereits erwähnten Erfahrung, daß bei einer großen Anzahl von Verdauungskranken ein ausreichender objektiver Befund völlig fehlt. In solchen Fällen können die Angaben der Patienten ihre Glaubwürdigkeit nur im Lichte einer subjektiven Betrachtung erlangen, die subjektiv nicht bloß in bezug auf die Person des Untersuchten, sondern auch in bezug auf die Person des untersuchenden Arztes bleibt. Schon hieraus ergibt sich, welch große Bedeutung in zahlreichen Fällen der sorgfältigen Aufnahme der Vorgeschichte des Leidens zukommt.

Für die Zwecke der Begutachtung erwies sich ferner die übliche Einteilung der Magenerkrankungen nicht immer als genügend. Für unsere besonderen Zwecke waren oft „Leistungsdiagnosen" erforderlich. Kam es doch für Begut-

achtungszwecke oft gerade darauf an, festzustellen, welche körperlichen Leistungen man dem zu Untersuchenden unter Berücksichtigung des Verhaltens seiner Verdauungsorgane und
unter Berücksichtigung der mit dem Militärdienste verbundenen Ernährungsverhältnisse zumuten kann.

Aus diesem Grunde genügte oft auch die Bezeichnung
des vorhandenen Zustandes durch eines der üblichen Schlagwörter, wie Magengeschwür, Magenkatarrh oder ähnl. nicht,
sondern es mußten solche Schlagwörter durch weitergehendere Feststellungen und Erwägungen ergänzt werden,
welche sich auf den Grad und die Eigenart des Leidens,
sowie auf das Maß der Beeinträchtigung der körperlichen
Leistungsfähigkeit in dem betreffenden Fall beziehen.

Wie später noch genauer erörtert werden soll, waren hierbei gewisse konstitutionelle Eigenschaften des Patienten sowie auch Veränderungen an anderen
Organen, welche die Tätigkeit der Verdauungsorgane beeinflussen können, ebenso
zu berücksichtigen, wie örtliche Erkrankungen des Verdauungsschlauches, weil nach
einer schon oben erwähnten Erfahrung Erkrankungen des Verdauungskanals nicht
ganz selten den Ausdruck einer allgemeinen Schädigung oder eines von anderer
Stelle ausgehenden Leidens darstellen. Nach unseren Erfahrungen war — ähnlich
wie in derjenigen von Römheld — die Zahl dieser Fälle unter den Heeresangehörigen sogar eine recht große (s. später).

Mit Rücksicht auf all' dies haben wir in jedem einzelnen Falle
neben der genauen Organuntersuchung in anatomischer und funktioneller Hinsicht auf eine umfassende Gesamtuntersuchung des
Patienten mit besonderer Beachtung des Verhaltens des gesamten
Körperbaues und des Nervensystems größten Wert gelegt.

Es erschien uns dabei zweckmäßig, entsprechende Hinweise schon durch
eine schematisch angelegte Anamnese zu gewinnen. Wir haben deshalb neben
einer in bezug auf Einzelheiten sehr genau erhobenen Anamnese noch bei jedem
einzelnen Patienten einen Fragebogen benutzt, der eine Uebersicht über die
wichtigsten Punkte der Vorgeschichte gewähren sollte. Derselbe war nach folgendem
Schema angelegt (s. S. 5, oben).

Bei der körperlichen Untersuchung wurde auf die Betrachtung des allgemeinen Habitus und auf die Untersuchung des Gesamtkörpers besonderer Wert gelegt. Bei der örtlichen Untersuchung
der Verdauungsorgane wurde auch auf das Verhalten des Gebisses
genau geachtet, weil es sich gezeigt hat, daß eine Schadhaftigkeit des
Gebisses in vielen Fällen eine ursächliche Beziehung zur Entstehung
der Beschwerden besaß. Mit Sorgfalt, aber auch mit weitgehender
Kritik wurde auf Schmerzpunkte geachtet. Um Täuschungen zu
erschweren, wurden diese stets in eine der Krankengeschichte eingefügte Stempelfigur eingezeichnet. Wenn auch nur der geringste

| a) Für Magenkranke. | b) Für Darmkranke. |
|---|---|
| Jetzige Erkrankung: Wann und womit begann sie? | Jetzige Erkrankung: Wann und womit begann sie? |
| Augenblickliche Beschwerden? | Magenbeschwerden u. Appetitstörungen? |
| Appetit: | Leibschmerzen: (Kollern, Kneifen, Koliken?) Wo sitzen sie, wie häufig, wann (auch nachts oder frühmorgens?) treten sie auf? |
|    Abneigung oder Schwerbekömmlichkeit gegenüber bestimmten Speisen? |    Hängen sie von der Nahrungsaufnahme oder von sonstigen Momenten ab? |
| Magendruck: Wann und wie oft? | Kreuz- oder Rückenschmerzen? |
| Erbrechen: Wann, wie häufig? | Beschwerden bei der Stuhlentleerung vor, während oder nach der Entleerung? |
|    Nur nach Nahrungsaufnahme und wie lange darnach? | Stuhl: Wie oft? Aussehen? (dünn, breiig, wurst- oder knollenförmig?) |
|    Auch morgens nüchtern? | Beimengungen? Blut, Schleim, Eiter und in welcher Form? |
|    Menge, Aussehen (Blut?), Geschmack des Erbrochenen? | Häufiger Stuhldrang? |
| Schmerzen: | Gewichtsabnahme? Wieviel und seit wann? |
|    Zu welcher Tageszeit? | |
|    Nachts? Nüchtern? | |
|    Nach Nahrungsaufnahme und wie lange darnach? | |
|    Nach welchen Speisen besonders? | |
| Rücken- und Kreuzschmerzen? | |
|    Wann und wo? | |

Verdacht auf eine mit Blutung einhergehende Erkrankung vorlag, so wurde bei fleischfreier Diät in systematischer Form auf Minimalblutungen untersucht. Ausheberungen nach Probefrühstück sowie in nüchternem Zustande wurden, falls keine Kontraindikation vorlag, fast stets ausgeführt. Ferner wurde beim geringsten Verdacht auf eine Darmstörung der Stuhl mit Probedarmdiät untersucht, wobei die Ergebnisse der Untersuchung in vorgedruckte Schemata eingetragen wurden (s. S. 6).

Aus dem Schema ergibt sich, daß stets auch eine mikroskopische Untersuchung der Fäzes vorgenommen wurde, bei welcher u. a. auch sorgfältig auf Helminthen und Helmintheneier geachtet wurde.

In sehr umfassender Weise haben wir auch das Röntgenverfahren benutzt. Im Anfang wurden alle Patienten, und erst, als sich aus äußeren Gründen eine Einschränkung der Zahl der Untersuchungen als nötig erwies, nur die überwiegende Mehrzahl der Patienten einer Röntgenuntersuchung unterzogen. Nie wurde aber in irgendwie unklaren Fällen auf eine Röntgenuntersuchung verzichtet, weil man ja im Einzelfalle nie voraussehen kann, ob überhaupt und bis zu welchem Grade das Röntgenverfahren einen Beitrag zur Diagnose des betreffenden Falles zu liefern vermag. Allerdings standen wir hinsichtlich der diagnostischen Verwendung des Röntgenverfahrens stets auf dem Standpunkt, daß wir die einzelnen Befunde nur mit größter Kritik gedeutet und auch nur im

a) Mageninhalt.

| Datum | . . . . | . . . . | . . . . | . . . . |
|---|---|---|---|---|
| Material | | | | |
| Menge | | | | |
| Aussehen | | | | |
| Verdauungsgrad | | | | |
| Schichtungsquotient | | | | |
| Reaktion | | | | |
| Freie HCl | | | | |
| Gesamtazidität | | | | |
| Blut | | | | |
| Schleim | | | | |
| Mikroskop. Befund | | | | |

b) Stuhl.

Aussehen des gewöhnlichen Stuhls: . . . . . . . . . . . .
Stuhl nach Probedarmdiät: . . . . . . . . . . .

| Datum | . . . . | . . . . | . . . . | . . . . |
|---|---|---|---|---|
| Verweildauer | | | | |
| Konsistenz | | | | |
| Farbe | | | | |
| Geruch | | | | |
| Reaktion | | | | |
| Schleim (grob oder zartflockig) | | | | |
| Eiter | | | | |
| Blut (makroskopisch) | | | | |
| Muskelfasern | | | | |
| Stärkereste | | | | |
| Fettreste | | | | |
| Parasiten | | | | |

Verein mit den mit anderen Methoden erhobenen Befunden zu einem Krankheitsbild vereinigt haben, da jedermann weiß, daß eine einseitige Berücksichtigung des Röntgenbildes zu Trugschlüssen führen kann, die gerade auf dem Gebiete der Begutachtung von besonderer Tragweite werden können. In allen Fällen, in welchen das Röntgenverfahren einen auffälligen Befund ergab, der im Gegensatz zu dem Ergebnis der sonstigen Untersuchung stand, hielten wir eine Wiederholung der Röntgenuntersuchung am Platze.

Bei unklaren Fällen von Darmerkrankung wurde auch von der Proktosigmoskopie ausgiebiger Gebrauch gemacht.

## 2. Therapie.

Für die Therapie wurde der Hauptwert auf die diätetische Behandlung gelegt. Daneben wurde aber selbstverständlich keiner der übrigen Zweige der Behandlung vernachlässigt.

Da aber die Organisation der Diätbehandlung für Großbetriebe ähnlicher Art ein besonderes Interesse besitzen dürfte, so soll hier nur die Organisation des diätetischen Teiles der Therapie kurz besprochen werden.

Für diese erschien uns als besonders wichtig die Schaffung von Diätnormen, welche es ermöglichten, die vom ärztlichen Standpunkt an die Diät zu stellenden Forderungen mit denjenigen zu vereinigen, welche vom wirtschaftlichen Standpunkt aus zu stellen waren. Bei aller Berücksichtigung der vom ärztlichen Standpunkt zu stellenden Anforderungen an die Diät war doch das Verlangen zu erfüllen, daß die Diät einerseits nicht zu große Unkosten, andererseits nicht zu viele Umstände in der Beschaffung und Herstellung verursachen sollte. Dabei mußte außerdem noch für ein entsprechendes Maß von Abwechslung, sowie dafür gesorgt werden, daß die Diät sich nach Möglichkeit den Verhältnissen anpaßte, wie sie durch die Jahreszeit gegeben waren.

Es wurden 6 Diätformen geschaffen, die zum Zwecke der Ersparnis an Unkosten und Arbeit in der Art miteinander verbunden wurden, daß sich am selben Tage bestimmte Speisen gleichzeitig in allen Formen oder in mehreren derselben vorfanden (sogen. „Durchläufer"). Diese 6 Formen bestanden aus drei Grundformen für Magenkranke (sehr zarte Diät = $M_1$, zarte Diät = $M_2$, weniger zarte = $M_3$), zwei Grundformen für Darmkranke (sehr zarte Darmdiät = $D_1$, zarte Darmdiät = $D_2$) und außerdem aus einer Rekonvaleszentendiät (= R), in welcher $M_3$ und $D_2$ mit ihren „Durchläufern" zusammentrafen. Bei der Schaffung dieser Formen war der Grundsatz geltend, daß die höhere Grundform sich stets aus der niedrigeren durch „Zulagen" entwickelte.

Von den Formen für Magenkranke war $M_1$ breiig-flüssig und fleischfrei, $M_2$ enthielt neben Breien Fleisch nur in hachierter Form, $M_3$ dagegen zartes Fleisch in fester, Gemüse aber nur in breiiger Form. Die Grundformen für die Darmbehandlung entsprachen nicht nur den Grundsätzen der Schonungsbehandlung, sondern auch der Stopfbehandlung. Waren die drei Grundformen für die Behandlung der Magenkranken für die Behandlung der verschiedenen Formen des Ulkus, sowie auch anderer einer Schonungsdiät bedürfender Magenerkrankungen bestimmt, so sollte $D_1$ der Behandlung schwerer Enteritiden, $D_2$ der Behandlung leichterer Formen von Darmerkrankung dienen. Der Zweck der „Rekonvaleszentendiät" = R ergibt sich von selbst. Für diese Diätformen wurde stets ein „Wochenzettel" in folgender Art aufgestellt: vgl. S. 8—11.

Die nachstehenden Diätformen, deren Beispiele aus dem Sommer 1917 stammen, verfolgten nicht bloß therapeutische Zwecke, sondern sollten auch als „Toleranzproben" dienen. Denn es hatte sich sehr bald herausgestellt, daß es für die Zwecke der Begutachtung oft von großer Bedeutung war, festzustellen, welche Kostform der Patient ohne Beschwerden zu ertragen vermochte. Infolge dessen erlangten „Kostproben" für unsere Zwecke bald eine ähnliche Bedeutung wie die „Toleranzproben" für die Beurteilung von Zuckerkranken. Nur in seltenen Fällen, so z. B. beim blutenden Ulkus oder bei sehr schweren Formen von akuter Enteritis.

Wochenzettel für die Zeit vom

| Wochentage | | M$_1$ | M$_2$ | M$_3$ |
|---|---|---|---|---|
| **Sonntag** | 1. Frühstück | Milch | Milch + 4 Zwieback | Tee + 2 Krankenbrot |
| | 2. Frühstück | Haferflockensuppe | — — — — | — — — — |
| | Mittag I | Fleischbrühe mit Ei | Fleischbrühe mit Nudeln | — — — — |
| | „ II | Eierkreme | Haschiertes Fleisch | Kalbsbraten |
| | „ III | | Schotenbrei, Reis, Apfelmus | — — — — |
| | Vesper | Milch | Milch + 4 Zwieback | Kaffee + 2 Krankenbrot |
| | Abend | Griesbrei mit Saftsauce | — — — + 4 Zwieback | — — — + 3 Krankenbrot |
| **Montag** | 1. Frühstück | Milch | Milch + 4 Zwieback | Tee + 2 Krankenbrot |
| | 2. Frühstück | Kartoffelgraupensuppe | — — — — | — — — — |
| | Mittag I | Mehlsuppe mit Ei | Nudeln in Brühe | — — — — |
| | „ II | Schaumomelette | | |
| | „ III | | | |
| | Vesper | Milch | Milch + 4 Zwieback | Kaffee + 2 Krankenbrot |
| | Abend | Schleimsuppe von Grütze | — — — + 4 Zwieback | — — — + 3 Krankenbrot |
| **Dienstag** | 1. Frühstück | Milch | Milch + 4 Zwieback | Tee + 2 Krankenbrot |
| | 2. Frühstück | Grünkernschleimsuppe | — — — — | — — — — |
| | Mittag I | Fleischbrühe mit Ei | Fleischbrühe mit Gries | — — — — |
| | „ II | Vanillekreme | Haschiertes Fleisch | Rindfleisch |
| | „ III | | Mohrrübenbrei, Makkaroni | — — — — |
| | Vesper | Milch | Milch + 4 Zwieback | Kaffee + 2 Krankenbrot |
| | Abend | Gerstengraupenschleimsuppe | — — — + 4 Zwieback | — — — + 3 Krankenbrot |
| **Mittwoch** | 1. Frühstück | Milch | Milch + 4 Zwieback | Tee + Krankenbrot |
| | 2. Frühstück | Weizenmehlsuppe | — — — — | — — — — |
| | Mittag I | Fleischbrühe mit Ei | Fleischbrühe mit Grütze | — — — — |
| | „ II | Griesbrei | Haschiertes Fleisch | Kalbfleisch |
| | „ III | | Nudeln, Petersiliensauce | — — — — |
| | Vesper | Milch | Milch + 4 Zwieback | Kaffee + 2 Krankenbrot |
| | Abend | Haferflockensuppe | — — — + 4 Zwieback | — — — + 3 Krankenbrot |
| **Donners-tag** | 1. Frühstück | Milch | Milch + 4 Zwieback | Tee + 2 Krankenbrot |
| | 2. Frühstück | Kartoffelgraupensuppe | — — — — | — — — — |
| | Mittag I | Mehlsuppe mit Ei | — — — — | — — — — |
| | „ II | Schaumomelette | Rührei, Spinat | — — — — |
| | „ III | | Reis | — — — — |
| | Vesper | Milch | Milch + 4 Zwieback | Kaffee + 2 Krankenbrot |
| | Abend | Weizengriessuppe | — — — + 4 Zwieback | — — — + 2 Krankenbrot |
| **Freitag** | 1. Frühstück | Milch | Milch + 4 Zwieback | Tee + 2 Krankenbrot |
| | 2. Frühstück | Schleimsuppe von Grütze | — — — — | — — — — |
| | Mittag I | Fleischbrühe mit Ei | Fleischbrühe mit Nudeln | — — — — |
| | „ II | Durchgestrich. Reisbrei | Haschiertes Fleisch | Rindfleisch |
| | „ III | | Mohrrübenbrei, Makkaroni | — — — — |
| | Vesper | Milch | Milch + 4 Zwieback | Kaffee + 2 Krankenbrot |
| | Abend | Grünkernschleimsuppe | — — — + 4 Zwieback | — — — + 3 Krankenbrot |
| **Sonnabend** | 1. Frühstück | Milch | Milch + 4 Zwieback | Tee + 2 Krankenbrot |
| | 2. Frühstück | Gerstengraupenschleimsuppe | — — — — | — — — — |
| | Mittag I | Fleischbrühe mit Ei | Fleischbrühe mit Gries | — — — — |
| | „ II | Vanillekreme | Haschiertes Fleisch | Kalbfleisch |
| | „ III | | Nudeln, Tomatensauce | — — — — |
| | Vesper | Milch | Milch + 4 Zwieback | Kaffee + 2 Krankenbrot |
| | Abend | Weizenmehlsuppe | — — — + 4 Zwieback | — — — + 2 Krankenbrot |

Bemerkung: — — — — — — bedeutet dieselbe Kost, welche in der zunächst vorhergehenden

**29. Juli 1917 bis 4. August 1917.**

| $D_1$ | $D_2$ | R | Gewöhnliche Kost |
|---|---|---|---|
| Wasserkakao + 4 Zwieback | Milchkakao + 2 Krankenbrot | Kaffee + 2 Krankenbrot | Kaffee + 2 Schwarzbrot |
| Haschiertes Fleisch<br>Reis mit Butter<br>Wasserkakao + 4 Zwieback<br>— mit Rotweinsauce + 4 Zwieback | Kalbsbraten<br>Schotenbrei, Reis<br>Milchkakao o. Tee + 2 Krankenbr.<br>— — — + 3 Krankenbrot | Kalbsbraten, Schoten<br>Reis, Apfelmus<br>Kaffee + 2 Krankenbrot<br>— mit Saftsauce + 3 Krankenbrot | Kalbsbraten<br>Reis, Apfelmus<br>Kaffee + 2 Schwarzbrot<br>Wurst + 4 Schwarzbrot |
| Wasserkakao + 4 Zwieback | Milchkakao + 2 Krankenbr. | Kaffee + 2 Krankenbrot | Kaffee + 2 Schwarzbrot |
| Wasserkakao + 2 Zwieback<br>— — — + 3 Zwieback | Milchkakao o. Tee + 2 Krankenbr.<br>— — — + 3 Krankenbrot | Kaffee + 2 Krankenbrot<br>— — — + 3 Krankenbrot | Kaffee + 2 Schwarzbrot<br>Käse + 4 Schwarzbrot |
| Wasserkakao + 4 Zwieback | Milchkakao + 2 Krankenbr. | Kaffee + 2 Krankenbrot | Kaffee + 2 Schwarzbrot |
| Haschiertes Fleisch<br>Makkaroni<br>Wasserkakao + 4 Zwieback<br>— — — + 4 Zwieback | Rindfleisch<br>— — — — —<br>Milchkakao o. Tee + 2 Krankenbr.<br>— — — + 3 Krankenbrot | Rindfleisch<br>Mohrrüben, Makkaroni<br>Kaffee + 2 Krankenbrot<br>— — — + 3 Krankenbrot | Rindfleisch<br>Gemischtes Gemüse<br>Kaffee + 4 Schwarzbrot<br>— — — + 4 Schwarzbrot |
| Wasserkakao + 4 Zwieback | Milchkakao + 2 Krankenbr. | Kaffee + 2 Krankenbrot | Kaffee + 2 Schwarzbrot |
| Haschiertes Fleisch<br>Nudeln mit Butter<br>Wasserkakao + 4 Zwieback<br>— — — + 4 Zwieback | Rindfleisch<br>— — — — —<br>Milchkakao o. Tee + 2 Krankenbr.<br>— — — + 3 Krankenbrot | Kalbfleisch<br>Nudeln, Petersiliensauce<br>Kaffee + 2 Krankenbrot<br>— — — + 3 Krankenbrot | Rindfleisch<br>Graupen in Brühe<br>Kaffee + 2 Schwarzbrot<br>Saure Gurke + 4 Schwarzbr. |
| Wasserkakao + 4 Zwieback | Milchkakao + 2 Krankenbr. | Kaffee + 2 Krankenbrot | Kaffee + 2 Schwarzbrot |
| Rührei mit<br>Reis<br>Wasserkakao + 4 Zwieback<br>— — — + 4 Zwieback | Rührei mit<br>Reis<br>Milchkakao o. Tee + 2 Krankenbr.<br>— — — + 3 Krankenbrot | Rührei, Spinat<br>Reis<br>Kaffee + 2 Krankenbrot<br>— — — + 3 Krankenbrot | Griesklösse mit Backobst<br>oder Kompott<br>Kaffee + 2 Schwarzbrot<br>— — — + 4 Schwarzbrot |
| Wasserkakao + 4 Zwieback | Milchkakao + 2 Krankenbr. | Kaffee + 2 Krankenbrot | Kaffee + 2 Schwarzbrot |
| Haschiertes Fleisch<br>Makkaroni mit Butter<br>Wasserkakao + 4 Zwieback<br>— — — + 4 Zwieback | Rindfleisch<br>Makkaroni mit Butter<br>Milchkakao o. Tee + 2 Krankenbr.<br>— — — + 3 Krankenbrot | Rindfleisch<br>Mohrrüben, Makkaroni<br>Kaffee + 2 Krankenbrot<br>— — — + 3 Krankenbrot | Rindfleisch<br>Grüne Bohnen<br>Kaffee + 2 Schwarzbrot<br>Eier + 4 Schwarzbrot |
| Wasserkakao + 4 Zwieback | Milchkakao + 2 Krankenbr. | Kaffee + 2 Krankenbrot | Kaffee + 2 Schwarzbrot |
| Haschiertes Fleisch<br>Nudeln mit Butter<br>Wasserkakao + 4 Zwieback<br>— — — + 4 Zwieback | Kalbfleisch<br>Milchkakao o. Tee + 2 Krankenbr.<br>— — — + 3 Krankenbrot | Kalbfleisch<br>Nudeln, Tomatensauce<br>Kaffee + 2 Krankenbrot<br>— — — + 3 Krankenbrot | Kaffee + 2 Schwarzbrot<br>— — — + 4 Schwarzbrot |

Kolumne notiert ist.

Der Inhalt des Wochenzettels wurde täglich in folgendem Schema angefordert:

Beköstigungs-
für den ...........

| Zahl der Kranken | Köpfe | Diätform | | | | | | | | I. Frühstück | | | | | | II. Frühstück | | | Mittagessen | |
|---|---|---|---|---|---|---|---|---|---|---|---|---|---|---|---|---|---|---|---|---|
| | | O | $M_1$ | $M_2$ | $M_3$ | $D_1$ | $D_2$ | R | PD | M | MC | MT | MK | WC | Summe der Portionen | Ersatz | Zulage | Summe der Portionen | Ersatz | Zulage |
| Station | | | | | | | | | | | | | | | | | | | | |
| Zu Station | | | | | | | | | | | | | | | | | | | | |
| | | | | | | | | | | | | | | | | | | | | |
| | | | | | | | | | | | | | | | | | | | | |
| | | | | | | | | | | | | | | | | | | | | |
| | | | | | | | | | | | | | | | | | | | | |
| | | | | | | | | | | | | | | | | | | | | |
| Summe | | | | | | | | | | | | | | | | | | | | |
| Außerdem sind zu beköstigen: | | | | | | | | | | | | | | | | | | | | |
| Sanitätsmannsch. | | | | | | | | | | | | | | | | | | | | |
| Mil.-Krankenw. | | | | | | | | | | | | | | | | | | | | |
| Polizei-Unteroff. | | | | | | | | | | | | | | | | | | | | |
| Pflegerinnen | | | | | | | | | | | | | | | | | | | | |
| | | | | | | | | | | | | | | | | | | | | |
| Zusammen | | | | | | | | | | | | | | | | | | | | |
| Nachträglich: | | | | | | | | | | | | | | | | | | | | |

In der Rubrik I. Frühstück bedeutet: M = Milch, MC = Milch-Cacao, MT = Milch-Tee, MK =

Diät-

| | O | $M_1$ | $M_2$ | $M_3$ |
|---|---|---|---|---|
| I. Frühstück | | | | |
| II. Frühstück | | | | |
| Mittag | | | | |
| Nachmittag | | | | |
| Abend | | | | |

|  | Köpfe | | |
|---|---|---|---|
|  | Kranke | M.K.W. | Schwest. |
| Bestand am: |  |  |  |
| Zugang am: |  |  |  |
| Summe |  |  |  |
| Abgang am: |  |  |  |
| Zu verpflegen am: |  |  |  |

**Ordnung**

19

| Gewöhnl. Kost | Summe der Portionen | Nachmittags | | | Abendessen | | Gewöhnl. Kost | Summe der Portionen | Brot | | | | | | Getränke | | | | | | | Summe der Getränkeportionen | Bemerkungen |
|---|---|---|---|---|---|---|---|---|---|---|---|---|---|---|---|---|---|---|---|---|---|---|---|
|  |  | Ersatz | Zulage | Summe der Portionen | Ersatz | Zulage |  |  | Zwieback | Kastenbrot | Weißbrot | Schwarzbrot | Soldatenbrot |  | Tee | Rotwein | Heidelbeerwein | Selters | Bier | Limonade |  |  | Bemerkungen |

Milch-Kaffee, WC = Wasser-Cacao. PD bedeutet: Probedarmdiät.

**Formen.**

| D$_1$ | D$_2$ | R | PD | |
|---|---|---|---|---|
|  |  |  |  |  |
|  |  |  |  |  |
|  |  |  |  |  |
|  |  |  |  |  |
|  |  |  |  |  |

erwies sich eine andere Ernährungsart als sie in den hier erwähnten 6 Formen gegeben ist, notwendig, und in diesen Fällen war die erforderliche Kost durch Zulagen oder Abstriche ohne Schwierigkeiten aus den vorhandenen Diätformen zu entwickeln. Selbstverständlich wurden die Kranken in bezug auf die regelrechte, insbesondere ausschließliche, Aufnahme ihrer Diätformen genau überwacht und es wurde ferner die Wirkung der befolgten Diät auf ihre subjektiven Beschwerden und auf ihr Körpergewicht genauestens verfolgt.

Der in unserem Lazarett befolgte Weg der Zwischenschaltung einer auch in der Krankenpflege orientierten Küchenleiterin zwischen Arzt und Küche hat sich außerordentlich bewährt und es hatte dieses System für mich persönlich einen besonderen Reiz, da ich an dieser Einrichtung zum ersten Male eine Idee erproben konnte, die ich schon vor Jahren wiederholt empfohlen hatte, nämlich die Verwendung von „Diätschwestern", d. h. von Persönlichkeiten, welche auf der einen Seite durch praktische Tätigkeit in der Krankenpflege die Bedürfnisse der Kranken genau kennen und auf der anderen Seite durch volle Beherrschung der Küche und durch besondere Kenntnis der diätetischen Küche zur praktischen Leitung des Küchenbetriebes von Krankenhäusern und Sanatorien geeignet sind. Die schon vor vielen Jahren von mir angeregte Bereitstellung solcher „Diätschwestern", zu deren Ausbildung ich im Lettehaus zu Berlin während der Friedenszeit dreimal und während der Kriegszeit — unter Anlehnung an das Rote Kreuz — einmal Kurse der diätetischen Küche vor Krankenpflegerinnen abgehalten habe [1]), hat sich gerade unter dem Gesichtspunkt der hier diskutierten Bedürfnisse als außerordentlich empfehlenswert erwiesen und es haben die Erfahrungen während der Kriegszeit ganz allgemein die Ausführungen bestätigt, die ich über diese Frage schon vor vielen Jahren gemacht habe. Vielleicht wirkt der Krieg auch nach der hier genannten Richtung fördernd. Jedenfalls hat man in Oesterreich schon in frühen Stadien des Krieges „k. k. Wirtschaftsschwestern" für die wirtschaftliche Leitung, insbesondere Küchenleitung, von Lazaretten besonders ausgebildet [2]).

## II. Erfahrungen allgemeiner Art über ursächliche Zusammenhänge zwischen Krieg und Verdauungskrankheiten.

Bei unseren Beobachtungen fiel die große Zahl der Fälle auf, bei welchen entweder schon vor dem Kriege Verdauungsstörungen vorhanden waren, oder bei welchen eine erbliche oder familiäre Anlage im Sinne von Verdauungskrankheiten vorlag. Auch hier hat der Krieg als ein großes Experiment gewirkt, indem er das gegenseitige Verhältnis der endogenen und exogenen Faktoren besonders scharf beleuchtet und damit aufs Neue gezeigt hat, wie notwendig es ist, ätiologische Fragen der Magen- und Darmpathologie auf möglichst breiter Grundlage zu betrachten.

---

1) H. Strauß und P. Jacobsohn, Med. Klinik. 1913. Nr. 48 u. a. a. O.
2) s. H. Granitsch, Berl. Tageblatt. 6. Sept. 1916. Abendblatt.

Es ist zwar klar, daß die mit dem Militärdienst — insbesondere mit dem Dienst im Felde — verbundenen Einwirkungen durchaus geeignet sind, allein als exogen wirkende Faktoren lange dauernde organische Schädigungen des Verdauungsapparates zu erzeugen, doch war dies, wenn man von akuten und infektiösen Erkrankungen absieht, immerhin nur bei einer im Verhältnis zur Heeresstärke auffällig geringen Anzahl der Fälle zu beobachten. Dies spricht nicht nur für die Zweckmäßigkeit der von unserer Heeresverwaltung oft unter schwierigsten Bedingungen gelieferten Verpflegung, sondern in hohem Grade auch für die große Anpassungsfähigkeit des menschlichen Verdauungsapparates. Craemer[1]) erwähnt, daß die Zahl der Magen-Darmkranken zunahm, je mehr Angehörige des ungedienten Landsturms, also Mannschaften eingestellt wurden, welche den Anforderungen des Friedens nicht oder kaum genügt hatten. Ganz allgemein sah Craemer die Mehrzahl der Erkrankungen bei den älteren Jahrgängen und besonders bei solchen Leuten, die schon vor dem Kriege magenkrank waren oder einen „schwachen Magen“ gehabt hatten. Dem entspricht im großen und ganzen auch unsere eigene Erfahrung. Wir sahen überhaupt ganz allgemein funktionelle Störungen häufiger als organische Schädigungen als Wirkung des Kriegsdienstes auftreten.

Da aber hierbei die Mehrzahl der beobachteten länger dauernden Schädigungen „Disponierte“ betraf und da dieser Begriff für Fragen der Begutachtung scharf umschrieben sein muß, so möge er hier kurz erörtert werden.

Man versteht bekanntlich unter „Disposition“ oder „Krankheitsbereitschaft“ diejenige Eigentümlichkeit des Organismus, durch welche dessen Anfälligkeit gegen bestimmte Erkrankungen gesteigert wird. Lubarsch[2]) bezeichnet als „Disposition“ diejenige Beschaffenheit des Organismus, welche es erst äußeren Reizen ermöglicht, als Reize zu wirken. Unter „Disposition“ faßt man die Summe der „konstitutionellen“ und „konditionellen“ Eigentümlichkeiten des Betreffenden auf, wobei man nach Tandler[3]) Bauer[4]) u. a. mit dem Begriff „Konstitution“ die Summe der ererbten, also bereits im Augenblick der Befruchtung bestimmten, d. h. schon im Keimplasma festgelegten, Eigenschaften des Organismus und unter dem Begriff „Kondition“ nach Tandler das Ergebnis von intra- und extrauterinen Einwirkungen auf das befruchtete Ei versteht. Nach dieser Begriffsbestimmung ist also die „Kondition“ eines Menschen etwas Erworbenes und Veränderliches, die „Konstitution“ dagegen etwas Feststehendes.

Disposition ist noch nicht Krankheit. Für die Entstehung der Krankheit selbst gilt die Gottstein-Martius-von Strümpellsche Formel:

$$K\ (\text{Krankheit}) = \frac{S\ (\text{Schädlichkeit})}{W\ (\text{Widerstandskraft})}$$

1) Craemer, Münch. med. Wochenschr. 1917. Nr. 34.
2) Lubarsch, Jahreskurse f. ärztl. Fortbildung. 1915. H. 1.
3) Tandler, J., Wiener med. Presse. 1907. Nr. 15 u. a. a. O.
4) Bauer, J., Die konstitutionelle Disposition zu inneren Krankheiten. Berlin 1917. J. Springer.

Die funktionellen Störungen traten entweder allein oder in der Form zutage, daß organische Erkrankungen des Verdauungsapparates von funktionellen Erkrankungen des Organes überlagert waren. Letzteres konnte noch viel häufiger beobachtet werden, als es uns schon aus der Erfahrung der Friedenszeit bekannt war. Die Gründe für die Häufigkeit funktioneller Störungen liegen einerseits darin, daß die unerhörten Einwirkungen des Krieges auf Körper und Geist in besonderem Grade geeignet waren, das Nervensystem zu schädigen, andererseits darin, daß bei einer Schwächung des Nervensystems Funktionsstörungen von seiten des Verdauungsapparates an sich nicht selten sind. Funktionelle Störungen traten im Zusammenhang mit den Einwirkungen des Kriegsdienstes so häufig in die Erscheinung, daß wir überhaupt bei der Beurteilung des Einzelfalles funktionellen Störungen weit mehr Rechnung tragen mußten, als wir es aus der Friedenszeit gewohnt waren. Dies zeigte sich in verschiedenen Formen als notwendig, so u. a. auch bei sichergestellten organischen Erkrankungen. Indem es hier oft zu „übergelagerten" funktionellen Störungen kam, war es auch bei sichergestellten organischen Erkrankungen zuweilen recht schwer festzustellen, wie groß im Gesamtbilde der Anteil der organischen Veränderung und wie groß derjenige der funktionellen Störung war. Diese Schwierigkeiten wuchsen noch, weil man ja sogar mit der Möglichkeit rechnen muß, daß gewisse funktionelle Störungen Gelegenheit zur Entstehung von anatomischen Veränderungen geben können.

So darf man z. B. den Habitus asthenicus als disponierend zum Magen- und Duodenalgeschwür ansehen, und v. Bergmann[1]) u. a. haben die Auffassung geäußert, daß funktionell bedingte Spasmen der Muscularis mucosae auch zu lokalisierter Ischämie und damit zur Entstehung eines Magengeschwürs Anlaß geben können.

Außer den konditionellen Schädigungen mußten wir aber im vorliegenden Zusammenhang auch konstitutionelle Minderwertigkeiten intensiv ins Auge fassen, von welchen einige schon in den äußeren Körperformen einen deutlich erkennbaren Ausdruck besitzen. Dies gilt in besonderem Grade für den Habitus asthenicus, einer Konstitutionsanomalie, die ich schon vor 20 Jahren[2]) als Teilerscheinung einer minderwertigen Gesamtkonstitution angesehen habe und die je nach ihrer klinischen Erscheinungsform das ärztliche Interesse bald auf dem Gebiete der Nerven- oder Herz- und Lungen- oder Verdauungskrankheiten erregen kann. Die praktisch-klinische Bedeutung dieser Konstitutionsanomalie, die schon durch die Erfahrungen im

1) G. v. Bergmann, Berl. klin. Wochenschr. 1913. Nr. 51 und a. a. O.
2) H. Strauß, Berl. Klinik. Mai 1899. H. 131 und a. a. O.

Frieden genügend bekannt war, ist besonders durch den Krieg in eine helle Beleuchtung gesetzt worden. Bei den Trägern der genannten Konstitutionsanomalie, die ich s. Zt. dem Kapitel des „Infantilismus"[1]) zugerechnet habe, findet man dabei keineswegs immer alle einzelnen Eigentümlichkeiten des Habitus asthenicus vereinigt, sondern man trifft nicht selten auch „Teilformen" oder „Rudimentärformen", die aber nosologisch unter demselben Gesichtspunkt wie die „Vollformen" zu betrachten sind.

Als Eigentümlichkeiten des Habitus asthenicus hatte ich s. Zt. genannt[2]): den grazilen, schwächlichen Körperbau, die schwache Entwicklung der Muskulatur und des Fettpolsters, die zarte Haut, das oft blasse Aussehen („Pseudoanämie"), das lange Gesicht mit schmalem Unterkiefer, hohem Gaumen und Ueberwiegen des Gehirnschädels gegenüber dem Gesichtsschädel, den verhältnismäßig langen Hals und langen Rumpf mit abnorm flacher Beschaffenheit des Thorax mit ausgeprägter Enge der oberen und unteren Apertur (Thorax paralyticus), den kleinen Angulus epigastricus, die X. freie Rippe (Stiller), die relative Länge der Lendenwirbelsäule mit Abflachung der Lendenkrümmung der Wirbelsäule, eine oft vorhandene Neigung zur Skoliose, die sich besonders in Ungleichheit der Hüften äußert, u. a. m. Welche Rolle dieser Habitus — dessen Träger übrigens auch noch oft durch kalte, livid aussehende feuchte Hände und Füsse charakterisiert sind — für die Entstehung der Lungentuberkulose und für das Zustandekommen von Erschlaffungszuständen des Herzens spielt, ist bekannt.

Aus den Erfahrungen der Friedenszeit wissen wir zur Genüge, wie oft die Träger des Habitus asthenicus Störungen von seiten der Verdauungsorgane im Sinne der sogenannten „nervösen Dyspepsie" oder der Enteroptose darbieten. Ueber die klinischen Aeußerungen der letzteren besteht eine große Literatur, auf welche hier hingewiesen sein mag, da die Lehre von der Enteroptose allmählich zu einer Lehre vom „Habitus asthenicus" bzw. von der „konstitutionellen Asthenie" geworden ist. Am umfassendsten ist die vorliegende Frage in den letzten Jahren von Mathes[3]) bearbeitet worden. Auch Kraus[4]) hat sie wiederholt in ihrer Beziehung zur Klinik erörtert.

Aber auch andere konstitutionell „Gezeichnete" waren unter unseren Fällen nicht ganz selten. So fanden wir bei der Gruppe der funktionellen Dyspepsien nicht ganz selten weiblichen Behaarungstyp, auffällig zarte Haut, feminine Fettentwicklung und in einzelnen Fällen typischen Eunuchoidismus oder mehr oder weniger ausgeprägte Dystrophia adiposo-genitalis, also Zeichen endokriner Störungen. In anderen Fällen wiesen Drüsenschwellungen, Vergrößerungen der Tonsillen und des lymphatischen Rachenringes auf einen Status thymicolymphaticus hin, d. h. auf jene oft mit dem Habitus asthenicus

1) H. Strauß, Zeitschr. f. klin. Med. Bd. 53 und a. a. O.
2) H. Strauß, Berl. klin. Wochenschr. 1910. Nr. 5.
3) Mathes, Der Infantilismus, die Asthenie. Berlin 1912, Karger.
4) F. Kraus, Die militärärztl. Sachverständigentätigkeit. Bd. II. Jena 1917, Fischer, und a. a. O.

verknüpfte Konstitutionsanomalie, deren Kenntnis wir A. Paltauf[1]), Kolisko[2]), Bartel[3]) u. a. verdanken und bei welcher wir neben einer Hypertrophie des lymphatischen Gewebes und einer Persistenz bzw. Hypertrophie der Thymus oft eine Hypoplasie des chromaffinen Systems, des Herzens, des Arteriensystems, des Genitales vorfinden und als „Nebenbefunde" nach Bartel oft auch noch eine über das Mittelmaß hinausgehende Körperlänge, Etat mammelonné des Magens, eine abnorme Länge des Wurmfortsatzes, eine besondere Länge des Darmes, kolloide Entartung der Schilddrüse u. a. antreffen. In manchen Fällen haben wir als Zeichen einer Konstitutionsanomalie auch eine Vermehrung der mononukleären Zellen im Blute feststellen können und geben nach dieser Richtung eine kleine Uebersicht, deren Zusammenstellung aus unserem Material ich Herrn Dr. Rosendorff verdanke:

| Journal-Nummer | Diagnose | Konstitution | Hämoglobin | Rote Blutkörperchen | Weiße Blutkörperchen | Neutrophile | Eosinophile | Basophile | Große Lymphozyten | Kleine Lymphozyten | Große u. kleine Lymphozyten | Mononukleäre | Uebergangs- |
|---|---|---|---|---|---|---|---|---|---|---|---|---|---|
| | | | | | | | | | in Prozenten | | | | |
| 35 | Ulcus duodeni | schwächlich | — | 6 200 000 | 7200 | 53 | 3 | 3 | 7 | 25 | 32 | 5 | — |
| 670 | Ulc. ventric. aut duod. | mittelkräftig | 95 | 4 760 000 | 3900 | 52 | 1 | 2 | 6 | 35 | 41 | 2 | 2 |
| 814 | Ulcus duodeni | grazil | 105 | 4 920 000 | 6600 | 55 | — | — | 5 | 37 | 42 | 1 | 2 |
| 938 | Hyperazidität, Ulkusverdacht, Neurasthenie | schwächlich | 100 | 4 040 000 | 7200 | 40 | 10 | 1 | — | 40 | 40 | 2 | 2 |
| 899 | Lungenkatarrh, nervöses Erbrechen | kräftig | 110 | 4 440 000 | 6200 | 50 | 7 | 1 | 5 | 35 | 40 | 1 | 1 |
| 931 | Ulcus ventriculi | zart | 100 | 4 440 000 | 9600 | 52 | 5 | 2 | 8 | 29 | 37 | 2 | 2 |
| 890 | Magendarmkatarrh, nervöse Reizbarkeit | mittelkräftig | 93 | 4 320 000 | 9200 | 58 | 3 | 1 | 5 | 32 | 37 | — | 1 |
| 1008 | Allgemeine Schwäche, Neurasthenie, altes Magengeschwür | schwächlich | 78 | 3 640 000 | 5200 | 61 | 1 | 3 | 2 | 31 | 33 | 1 | 1 |
| 986 | Achylie, Verdacht auf Duodenalerkrankung | schwächlich | 77 | 3 800 000 | 8700 | 77 | 1 | — | 2 | 17 | 19 | 2 | 1 |
| 701 | Allgemeine Schwäche, Magenkatarrh | schwächlich | 76 | 3 960 000 | 4000 | 62 | 4 | 2 | 5 | 25 | 30 | 1 | 1 |
| 596 | Allgemeine Schwäche, Lungenspitzenkatarrh | mittelkräftig | 90 | 4·400 000 | 5000 | 60 | — | 1 | 7 | 27 | 34 | 2 | 3 |

Da die Zahl der mononukleären Zellen beim gesunden Erwachsenen etwa 25 pCt. beträgt, so muß der von uns hier erhobene Wert in der Mehrzahl der Fälle als erhöht bezeichnet werden. Mit Rücksicht

1) Paltauf, Wiener klin. Wochenschr. 1889. Nr. 46. 1890. Nr. 3 und a. a. O.
2) Kolisko, in Handbuch d. ärztl. Sachverständigentätigkeit von Dietrich. 1913. Bd. 2.
3) Bartel, Status thymico-lymphaticus und Status hypoplasticus. Leipzig 1912, Deuticke.

darauf, daß man bei Kindern unter 10 Jahren auffällig hohe Werte beobachten kann, darf man den „Lymphatismus" sanguinis eventuell auch als „Infantilismus" sanguinis betrachten. Dieser Befund eines „Infantilismus sanguinis" kommt allerdings, wie ich schon an anderer Stelle[1]) ausgesprochen habe, weder den konstitutionellen Magenerkrankungen allein zu, noch ist er bei diesen konstant.

In vielen Fällen, in welchen die Vorgeschichte auf eine erbliche oder familiäre Verdauungsschwäche hinwies, fehlten aber körperliche Kennzeichen einer Konstitutionsanomalie, so daß wir uns in den betreffenden Fällen mit der Feststellung einer „erblichen oder familiären Verdauungsschwäche" begnügen mußten, einem Begriff, dem wir übrigens einen klinischen Wert ebenso gut zuerkennen müssen, als wir dies in der Neurologie und Psychiatrie ähnlichen Begriffen gegenüber schon längst tun. Jedenfalls haben wir erbliche oder familiäre Verdauungsschwäche unter unseren Fällen so häufig gefunden, daß wir mit diesem Begriff klinisch stark zu rechnen haben, wie uns überhaupt die Kriegserfahrungen gezeigt haben, wie notwendig es ist, den Begriff des „konstitutionell schwachen" Verdauungsapparates bei der Betrachtung von klinischen Fragen auf dem Gebiet der Verdauungskrankheiten in weit umfangreicherem Maße zu berücksichtigen, als dies zur Zeit noch vielfach geschieht. Jedenfalls fanden wir, daß für ein Versagen des Verdauungsapparates unter den Einflüssen des Kriegsdienstes in einer nicht geringen Zahl von Fällen Vorbedingungen vorhanden waren, welche den Boden für die Wirksamkeit der durch den Kriegsdienst gegebenen Schädlichkeiten in mehr oder weniger ausgiebigem Grade „sensibilisiert" hatten. Wie sehen dabei in einer „konstitutionellen Verdauungsschwäche" nicht bloß einen Schrittmacher für funktionelle Störungen, sondern haben auch (s. später) den Eindruck gewonnen, daß sich auch organische Magenerkrankungen, wie z. B. Katarrhe und Geschwüre bei „konstitutioneller Gastropathie" leichter entwickeln können, als bei vorher völlig gesundem Verhalten des Verdauungsapparates.

Bezüglich der direkt wirkenden exogenen Schädlichkeiten lagen die Dinge am klarsten bei den schon erwähnten postinfektiösen Zuständen, sowie bei Fällen von traumatischer Erkrankung des Verdauungsapparates, doch sahen wir nur wenig Fälle der letzteren

---

1) H. Strauß, Arch. f. Verdauungskrankh. 1916. Bd. 22.

Art. Craemer[1]) weist auch auf übermäßiges Rauchen, sowie auf
sehr reichliches Kaffeetrinken als Schädlichkeit hin, doch möchten
wir diese Schädlichkeiten nicht in den Vordergrund drängen, sondern
möchten hier nur nochmals die Bedeutung eines defekten Gebisses
erwähnen und bemerken, daß die durch ein defektes Gebiß erzeugten
Verdauungstörungen bei manchen Patienten eine solche Selbständigkeit — zum mindesten eine solche Dauerhaftigkeit — erreicht hatten,
daß die Besorgung eines guten Gebisses nicht immer zur Beseitigung
der vorhandenen Beschwerden genügt hat.

Die vorstehenden Erfahrungen und Betrachtungen erscheinen uns
nicht bloß für die Beurteilung von Verdauungskranken und auch nicht
nur für die Zwecke der militärärztlichen Begutachtung, sondern ganz
allgemein für die Zwecke der ärztlichen Begutachtung vollster Beachtung wert. Sie veranlassen uns in allen Fällen, in welchen wir ein
Urteil über die körperliche Leistungsfähigkeit eines Menschen abzu-
geben haben, mehr als dies bisher an vielen Stellen geschah,
auch auf äußere Zeichen einer konstitutionellen Minder-
wertigkeit zu achten, eingedenk der Erfahrung, daß ein Teil der
Träger solcher Stigmata tatsächlich eine verminderte Leistungsfähigkeit
und eine geringere Anpassungsfähigkeit gegenüber höhergestellten Anforderungen nicht bloß in bezug auf den Verdauungsapparat, sondern
auch auf den verschiedensten Gebieten erkennen läßt, bzw. bei
Belastungsproben versagt. Ferner werden wir im Zweifelsfall unser
Zutrauen zu der Richtigkeit der Angaben des Untersuchten durch
die Feststellung äußerer Zeichen einer konstitutionellen Minderwertig-
keit steigern lassen. Ein gleiches gilt auch von einem glaubhaften
Nachweis einer erblichen oder familiären Verdauungsschwäche. Da
die Träger solcher Minderwertigkeiten meist gleichzeitig auch eine
Leistungsverminderung auf anderen Gebieten aufweisen, so werden
wir in vielen Fällen der vorliegenden Art Anlaß nehmen, sie von
schweren körperlichen Leistungen fernzuhalten. Erkranken aber Angehörige der vorliegenden Gruppe im Dienste, so müssen wir uns
darüber klar sein, daß wir auf eine Dauerheilung nur dann rechnen
können, wenn die Betreffenden in äußerlich günstige Verhältnisse gelangen und daß wir in zahlreichen Fällen auch nur einen Teil der
Beschwerden zu beseitigen vermögen. Dieser Punkt konnte nicht nur
für die Festsetzung der Dauer, sondern auch für die Wahl der Art
der einzuschlagenden Behandlung Beachtung erlangen insofern als bei
den Vertretern der vorliegenden Gruppe die Allgemeinbehandlung oft
wichtiger war, als die örtliche Behandlung des erkrankten Organs.

---

1) Craemer, Münch. med. Wochenschr. 1917. Nr. 34.

Zum mindesten lag in solchen Fällen die Aufgabe vor, die Allgemeinbehandlung mit der örtlichen zu verbinden.

Auch für die Frage der Dienstbeschädigung verdienen die hier gemachten Ausführungen insofern Beachtung, als eine Dienstbeschädigung nur dann in Betracht zu ziehen ist, wenn der Betreffende bei der Entlassung aus dem Lazarett eine Gesundheitsstörung darbot, welche dasjenige Maß von Schonungsbedürftigkeit, welches schon vor der Einstellung in.den Dienst vorlag, in deutlich ausgesprochener Weise überragte. In einem solchen Fall ist allerdings Dienstbeschädigung anzunehmen, da für die vorliegende Gruppe von Fällen sinngemäß die „Anhaltspunkte für die militärärztliche Beurteilung der Frage der Dienstbeschädigung bei den häufigsten psychischen und nervösen Störungen bei Heeresangehörigen“ Geltung besitzen. Nach den dort gegebenen Hinweisen muß zwar die Einwirkung der exogenen Ursache von wesentlicher Bedeutung für die Entstehung der Krankheitserscheinungen gewesen sein, es gelten aber nach Ziffer 8 der genannten „Anhaltspunkte“ als „Dienstbeschädigung“ auch Gesundheitsstörungen, die auf dem Boden einer Anlage oder Grundkrankheit durch die genannten Einflüsse (Dienstverrichtung, Unfall während der Ausübung des Dienstes oder dem Militärdienst eigentümlichen Verhältnisse) ausgelöst worden sind. Allerdings sind in solchen Fällen nur die ausgelösten Krankheitserscheinungen als Dienstbeschädigung anzusehen, wenn sie sich von der Anlage oder dem Grundleiden nach Erscheinungsform und Verlauf abtrennen und für sich einschätzen lassen. Ist aber nach dem Ergebnis einer genauen Prüfung aller in Betracht kommenden Verhältnisse „die vorhandene Anlage oder Grundkrankheit durch dienstliche Einwirkungen verschlimmert, so ist der dadurch geschaffene Gesamtzustand als Dienstbeschädigung anzusehen und auch der Beurteilung der Erwerbsfähigkeit zugrunde zu legen. Ferner gelten auch alle später auftretenden krankhaften Erscheinungsformen dieser Anlage oder Grundkrankheit als Dienstbeschädigung, „soweit sie nicht etwa durch eine selbständige, von dem Zustand unabhängige Ursache hervorgerufen werden“ [Martineck[1])]. Da die konstitutionellen Astheniker aber in der Mehrzahl der Fälle schon relativ bald versagt haben, und da weiterhin in der Mehrzahl der Fälle der Status quo ante wieder herzustellen war, so kam bei der vorliegenden Gruppe von Fällen Dienstbeschädigung nur in einer begrenzten Zahl von Fällen in Frage.

---

1) Martineck, Zeitschr. f. ärztl. Fortbildung. 1916. Nr. 23. S. 627.

---

## III. Erfahrungen spezieller Art über Magenerkrankungen.

### A. Funktionelle Magenerkrankungen.

### 1. Allgemeine Pathologie.

Wie schon bemerkt wurde, haben sich unter den magenkranken Heeresangehörigen funktionelle Erkrankungen als außerordentlich häufig erwiesen. Römheld[1]) zählte unter 548 Fällen 128 = 23,4 v. H. in diese Gruppe, doch glaubt er bei einer zusammenfassenden Betrachtung die Zahl der psychoneurotischen Dyspeptiker immerhin auf $33^1/_3$ v. H. schätzen zu dürfen. M. E. war die Zahl der funktionellen Dyspepsien aber noch erheblich größer, wenn man auch diejenigen Fälle mitrechnet, bei welchen sich neben einem organisch bedingten Magenleiden auch noch funktionell bedingte Krankheitserscheinungen entwickelt hatten. Da die Beurteilung solcher „Mischformen" aber sehr vom individuellen Urteil des einzelnen Begutachters abhängt, so möchten wir uns mit der Angabe begnügen, daß wir unter Hinzurechnung von „Begleitneurosen" bzw. „Ueberlagerungsneurosen" (siehe später) funktionelle Störungen in mehr als der Hälfte der Fälle beobachten konnten. Auch Best[2]) führt „einen nicht kleinen Anteil der Verdauungsstörungen unserer Soldaten auf psychogene Grundlagen zurück und zwar namentlich im langen Stellungskriege, wobei der Soldat trotz höchster Anspannung der Nerven doch mehr Zeit hatte, auf seine Gesundheit zu achten." In ähnlicher Weise äußert sich auch Graul[3]), der die überwiegende Anzahl aller Magenkranken in der Form von chronischem Magenkatarrh und nervöser Dyspepsie antraf, „wobei der Hauptanteil auf die funktionellen Neurosen kam." Auch Albu[4]) bemerkt, daß gegenüber der großen Menge der nervösen Verdauungsstörungen die Zahl der organischen Erkrankungen durchaus in den Hintergrund trat. Unter den Fällen des genannten Autors fiel dabei besonders die große Zahl derjenigen auf, die überhaupt nicht an der Front waren, sondern im Etappen- oder sogar nur im Heimatgebiet und zuweilen nur mehrere Monate oder gar nur Wochen im Militärdienst tätig waren.

---

1) Römheld, Zeitschr. f. phys. u. diät. Therapie. 1918. Bd. 2.
2) Best, Arch. f. Verdauungskrankh. 1916. Bd. 22.
3) Graul, Aussprache zu dem Vortrag von A. Schmidt, Kölner Tagung für Kriegsbeschädigtenfürsorge. 1916.
4) Albu, Therapie d. Gegenw. 1917. H. 3.

Man wird sich von den tatsächlichen Verhältnissen nicht zu weit entfernen, wenn man im allgemeinen die Begriffe „funktionell" und „nervös" gleichsetzt. Wenn auch für manche Fälle als Ursache der beobachteten Erscheinungen eine Aenderung im Verhalten der inneren Sekretion („Dyshormonie") anzunehmen sein dürfte — bei einer gewissen Zahl von Fällen aus der Gruppe des „Habitus asthenicus" dürfte ganz besonders eine Verminderung in der Funktion des Adrenalsystems eine Rolle spielen (s. später) —, so sind doch auch in diesen Fällen die klinischen Erscheinungen meist auf eine Mitbeteiligung des Nervensystems zurückzuführen. Dagegen darf man die Begriffe „neurogen" und „psychogen" nicht ohne weiteres als gleichbedeutend betrachten, da die Krankheitserscheinungen bei einem — allerdings die Minderzahl darstellenden — Teil der Fälle, so z. B. bei einigen Fällen von gastrischen Krisen bei beginnender Tabes und bei einer ganzen Reihe von Fällen, bei welchen eine ausgeprägte Steigerung der allgemeinen Erregbarkeit vorlag, nicht bloß auf dem Wege krankhafter Vorstellungen zustande gekommen waren, sondern durch eine erhöhte Empfindlichkeit der Magennerven auf dem Boden einer Steigerung der allgemeinen Empfindlichkeit erzeugt war. So möchten wir nach ihrer Entstehung grundsätzlich zwei Formen von „Hyperaesthesia gastrica" unterscheiden, eine neurogene bzw. neurasthenische und eine psychogene. Wir rechnen dabei in die erstere Gruppe solche Fälle, bei welchen eine erhöhte Empfindlichkeit des Magens auf dem Boden einer konstitutionellen oder konditionellen neurasthenischen Disposition (s. die Ausführungen im vorigen Kapitel) oder auf „reflektorischem" Wege entstanden ist, so daß alle den Magen treffenden Einwirkungen eine erhöhte Resonanz des sensiblen Apparates antreffen. In die zweite Gruppe zählen wir dagegen diejenigen Fälle, bei welchen die krankhaften Empfindungen und sonstigen krankhaften Vorgänge im Bereiche des Magens durch primäre abwegige Vorstellungen bedingt sind. Nicht ganz selten kommt es aber auch bei der ersten Gruppe zu krankhaften Aenderungen des Vorstellungslebens, so daß man gelegentlich bei demselben Patienten gleichzeitig Veränderungen neurogener und psychogener Art antreffen kann.

Bezüglich der Auffassung der rein psychogenen Störungen schließen wir uns Best (l. c.) vollkommen an, wenn er sagt: „Diese Störungen sind nicht etwa eingebildet, sondern wir wissen auch hier wieder durch das Tierexperiment, daß die Psyche von größtem Einfluß auf die Sekretion und Motilität des Magens und wahrscheinlich auch des Darmes mit seinen Drüsen ist".

Je nachdem nun der betreffende Patient von einer organischen Magenaffektion frei ist oder noch den Träger einer solchen darstellt, kann man „Solitärneurosen" oder „Begleitneurosen" bzw. „Ueberlagerungsneurosen" unterscheiden. Zuweilen ist das organische Leiden schon verschwunden und nur die Ueberlagerungsneurose fixiert geblieben, so daß eine „Restneurose" zunächst als „Solitärneurose" imponieren kann. Wir haben sogar den Eindruck gewonnen, daß dieser Vorgang bei unseren Fällen keineswegs selten war. Dabei lagen die Dinge keineswegs so, daß sich die schweren organischen Veränderungen häufiger mit nervösen Störungen vergesellschafteten, als die leichten organischen Affektionen, sondern wir fanden eine Ueberlagerung mindestens ebenso häufig bei leichten organischen Veränderungen als bei schweren. „Begleitneurosen" traten meist nur bei solchen Personen auf, welche zu Neurosen „disponiert" waren. Die Begleitneurose selbst konnte aber alle die verschiedenen Entstehungsmöglichkeiten der „Solitärneurose" besitzen. Wesentlich war für sie nur, daß ein organisches Magenleiden für sie provokatorisch und lokalisatorisch in Betracht kam, im Gegensatz zu den reinen „Verstimmungszuständen", deren Ursache ausschließlich zentral bedingt ist.

Eine ganze Reihe unserer Patienten hatte schon vor dem Kriege, sei es am Magen oder an anderen Organen, funktionelle bzw. nervöse Störungen gezeigt („präexistierende Formen"). Eine nicht ganz kleine Anzahl von Patienten hatte aber die betreffenden Krankheitserscheinungen erst im Kriege erworben („erworbene Formen"). Die Entstehung von Neurosen durch die Einwirkungen des Krieges erscheint nicht wunderbar, wenn man die ungeheuren Einwirkungen dieses gewaltigen Krieges berücksichtigt. Jedenfalls kann die körperliche und geistige Erschöpfung an sich als „Kondition" für die Erzeugung einer Neurose ausreichend sein. Um so mehr muß aber diese Eigenschaft den genannten Einwirkungen zugesprochen werden, wenn es sich von vornherein um Träger einer konstitutionellen „Disposition" gehandelt hat, wie wir sie im vorigen Kapitel kennen gelernt haben.

Nur selten waren die nervösen Reizerscheinungen auf den Magen allein beschränkt — dies war bei den „Ueberlagerungsneurosen" häufiger, als bei den „Solitärneurosen" zu beobachten —, sondern häufig trafen wir nervöse Erscheinungen gleichzeitig auch an anderen Organen. Das klinische Bild war meist von einem Symptomenkomplex beherrscht, in welchem die Hyperästhesie vorherrschte. Magenschmerz, Magendruck und Aufstoßen bildeten eine ziemlich vulgäre Trias. Wohl im Hinblick auf die gleiche Gruppe von Fällen spricht A. Schmidt[1])

1) A. Schmidt, Die militärärztliche Sachverständigentätigkeit usw. II. Teil. Jena 1917, Fischer.

von „funktioneller Gastralgie" und versteht hierunter „die mit größter Eintönigkeit von den Patienten immer wieder vorgebrachte Klage über Schmerzen in der Magengegend, für die wir trotz wiederholter und sorgfältigster Untersuchung mit allen zur Verfügung stehenden Methoden keinerlei Erklärung finden können. Die Schmerzen sind nicht abhängig von der Nahrungsaufnahme, sie werden weder durch Bewegung noch durch Bettruhe beeinflußt, sie werden durch Druck nicht wesentlich gesteigert, sie sind offenbar nicht heftig, denn die Kranken gehen damit herum." A. Schmidt gibt die Möglichkeit eines rein nervösen Charakters solcher Beschwerden zu, erwägt aber, daß sich als Ursache solcher Beschwerden zwar nicht immer, aber doch zuweilen — oft erst nach langer Zeit — organische Veränderungen entpuppen. Anders gruppierte Symptomenkomplexe, wie wir sie beispielsweise bei den „Kriegsvomitoren" antrafen, waren dagegen seltener. Am seltensten waren bizarre Formen von Hysterie.

Soweit **erworbene Neurosen** in Betracht kommen, fanden wir eine funktionell bedingte „Hyperaesthesia gastrica" nur selten als Folge **einmaliger** schwerer körperlicher oder seelischer Erschütterungen, doch haben wir reine Hyperaesthesia gastrica sowohl als Folge von **lokalen Traumen**, als von Verschüttungen, wie auch als rein psychogene Erkrankung in der Form einer „Schreckneurose" beobachten können.

**Viel häufiger** waren dagegen chronische das Nervensystem schädigende Einwirkungen als Ursache anzuschuldigen. So haben wir Hyperaesthesia gastrica als Folge von somatischen Einwirkungen (somatogene Auslösung) nicht ganz selten als **Fernwirkung** extraventrikulärer Erkrankungen, so besonders im Anschluß an schlecht ausgeheilte, chronisch gewordene **Kolitiden** oder auch im Anschluß an langdauernde „erethische" Obstipationen, sowie auch im Anschluß an subchronische und chronische Cholezystitiden beobachtet. In einer nicht geringen Anzahl von Fällen war die Hyperaesthesia gastrica aber die Folge einer **allgemeinen Erschöpfung.** Begreiflicherweise war die letztere Ursache bei von vornherein schwächlich angelegten Personen (Habitus asthenicus) häufiger festzustellen, als bei Menschen mit kräftiger Konstitution, sie gelangte aber auch bei robusten Personen zur Beobachtung. Bei älteren Jahrgängen schien beginnende Arteriosklerose das Zustandekommen einer Erschöpfungsneurose zu erleichtern. In einer Reihe von Fällen habe ich im Rahmen einer Erschöpfungsneurose auch Hyperaesthesia gastrica zusammen mit dem Komplex des Hyperthyreoidismus beobachtet und werde später noch genauer hierauf zurückkommen.

Die rein psychogen erzeugten Zustände von Hyperaesthesia
gastrica zeigten in der Regel eine depressiv-hypochondrische
Färbung. Unter ihnen waren die Fälle von „Verdrußneurose" besonders gut charakterisiert. Seelenweh geht ja recht häufig in Körper-
weh über. Die betreffenden Krankheitszustände waren durch eine
Summation von Unlustgefühlen entstanden, die durch ärgerliche Betrachtungen über das durch den Krieg erzeugte materielle Schicksal
des Betroffenen, durch die Sorge um die Familie, durch eine unüber-
windliche Abneigung gegen die Anstrengungen und Fährlichkeiten des
Dienstes, insbesondere durch die Angst, wieder in den Dienst an
der Front zurückkehren zu müssen, erzeugt worden. Es handelte
sich also um Fälle, welche Henneberg[1]) als die Reaktion Unwilliger
auf die militärische Situation bezeichnet. Solche Fälle von „Verdrußneurose" fanden sich im allgemeinen unter den jungen Jahrgängen
seltener als unter den reiferen Jahrgängen. Als durch Ueberlegung
entstandene Neurosen stehen die betreffenden Fälle den „Abwehr-
neurosen" bzw. „Zweckneurosen" von Cimbal[2]) sehr nahe. Auch
dürfen sie zur Gruppe der sogen. „Begehrungsneurosen" gezählt
werden, da der Wunsch, einer Schädigung zu entgehen, den Vater
der Gedankenreihen darstellte.

Bei den rein hysterischen Krankheitsbildern trat das Bild der
„Hyperaesthesia gastrica" meist nicht so stark in den Vordergrund,
wie bei den bisher besprochenen Formen, sondern es zeigten sich
hier mehr impressionistische Krankheitsäußerungen, von welchen später
noch genauer die Rede sein soll.

Was bezüglich der erworbenen Formen der Magenneurosen gesagt ist, konnte auch bei solchen Fällen beobachtet werden, welche
vor ihrem Eintritt in den Heeresdienst schon Träger einer Neuro-
oder Psychopathie waren. Wir fassen hierbei nicht bloß Magenneurosen ins Auge, sondern ganz allgemein Neuropathien bzw.
Psychopathien, sei es, daß diese als Einzeldisposition oder als Teil-
disposition einer Konstitutionsanomalie oder auch als Folge einer bestimmten Kondition in die Erscheinung traten.

## 2. Diagnostik.

Die Diagnose der funktionellen Magenerkrankungen konnte oft
nur auf Grund längerer klinischer Beobachtung und in Fällen, welche
nicht durch das Gesamtbild wohl charakterisiert waren, meist nur
per exclusionem gestellt werden. Sie wäre viel leichter, wenn

---

1) Henneberg, Neurol. Zentralbl. 1917. S. 347.
2) Cimbal, Zeitschr. f. d. ges. Neurol. Bd. 37. H. 5.

es nicht in zahlreichen Fällen so überaus schwer wäre, eine organische Magenerkrankung auszuschließen. Diese Schwierigkeit ist nicht bloß darin gegeben, daß man leicht eine organische Magenkrankheit mit einer Neurose verwechseln kann, sondern liegt viel mehr noch in der Gefahr des Uebersehens einer gleichzeitig bestehenden organischen Erkrankung. In vielen Fällen von Hyperaesthesia gastrica fanden wir es besonders schwierig, ein Ulcus ventriculi oder duodeni auszuschließen. Lehrt uns doch die Geschichte des Ulcus duodeni, wie häufig früher fälschlich eine Magenneurose an Stelle dieser Erkrankung diagnostiziert worden ist. Bei der Besprechung des Magen- und Duodenalgeschwüres werden wir die außerordentlich großen Schwierigkeiten der Diagnose der „anhämorrhagischen“ Geschwüre und ihrer Abgrenzung von anderen Erkrankungen noch genauer zu erörtern haben und möchten hier nur bemerken, daß gerade diese Krankheitsgruppe am häufigsten auf dem vorliegenden Gebiete zu differential-diagnostischen Erwägungen Anlaß gibt. Jeder in der Magenpathologie Erfahrene weiß nur zu gut, daß sich auch bei sachgemäßer lückenloser Verwendung aller uns zur Verfügung stehender Untersuchungsmethoden gar mancher Fall von organischer Erkrankung einer sicheren Diagnose entzieht. Wer hat nicht Fälle von „Magenneurose“ oder von „einfacher“ Hyperazidität erlebt, die nach Monaten oder Jahren katastrophal mit einer Blutung oder Perforation geendet haben? Jedenfalls gibt es so viel Magenneurosen mit „ulkusähnlichem“ klinischem Bild, daß in jedem einzelnen Falle ganz besondere Sorgfalt für den Ausschluß eines Magengeschwürs notwendig erscheint. So wurden u. a. zwei unserer Fälle erst während der Lazarettbeobachtung dadurch einwandfrei geklärt, daß sie während des Lazarettaufenthaltes von einer schweren Magenblutung überrascht wurden. Aber nicht bloß Geschwüre können klinische Bilder erzeugen, welche den Verdacht von Neurosen erwecken, sondern wir haben Schwierigkeiten häufig auch in bezug auf die Unterscheidung von anderen Krankheitszuständen vorgefunden. Es waren dies vor allem atypisch verlaufende Formen von chronischer Cholezystitis, chronischer Kolitis, chronischer hyperalgetischer Obstipation, Helminthiasis, Hernien der Linea alba, chronischen Gastritiden u. ähnl.

Die Abgrenzung der Magenneurosen von den genannten Zuständen würde viel leichter gelingen, wenn die Magenneurosen stets eindeutige Symptomenkomplexe darbieten würden. Es liegen die Dinge aber nur in einer begrenzten Zahl von

Fällen so, daß schon das klinische Bild den neurogenen bzw. psychogenen Charakter der Magenbeschwerden verrät. In vielen dieser Fälle handelte es sich dazu noch um eine Ueberlagerungsneurose mit organischer Grundkrankheit, die dann beide den Gegenstand der Behandlung und Begutachtung abgeben mußten. Speziell ist von den durch Magenausheberung und Röntgenuntersuchung feststellbaren Befunden kein einziger derartig, daß man von ihm allein sagen könnte, er komme nur bei Neurosen vor. Auch fehlt es leider an bestimmten Gruppierungen von objektiven Befunden, welche an sich schon den neurogenen bzw. psychogenen Charakter einer Magenerkrankung in dem Sinne beweisen würden, daß eine gleichzeitig bestehende organische Erkrankung auszuschließen wäre. Man kann höchstens sagen, daß eine gewisse Vereinsamung von objektiven Befunden, die wir bei organischen Erkrankungen in Gesellschaft anderer Befunde zu einem bestimmten Symptomenkomplex vereint zu sehen pflegen, den Verdacht auf eine Neurose zu lenken und damit zur Erwägung einer Neurose Anlaß zu geben vermag. Nur bei ganz bizarren Symptomen (s. später) wird der Diagnostiker von vornherein stutzig. Letzteres pflegt auch dann der Fall zu sein, wenn die Magenbeschwerden nur eine Teilerscheinung einer ausgeprägten Gesamtneurose bzw. einer Neuropsychose darstellen, indem in solchen Fällen die gleichzeitig vorhandenen Begleitsymptome einen Hinweis auf den funktionellen Charakter der Beschwerden zu geben vermögen. Es sind deshalb in allen Fällen, in welchen der Verdacht einer Magenneurose vorliegt, Erhebungen im Sinne einer Allgemeinneurose besonders wichtig.

So sehen wir bei den Erschöpfungsneurosen, den Fällen von „Neurasthenie" im engeren Sinne, Ermüdungs- und Erschlaffungsgefühle verbunden mit Mißstimmung und allgemeinem Unbehagen im Vordergrund stehen und hören außerdem über Aengstlichkeit, Schreckhaftigkeit, schlechten Schlaf, innere Unruhe, allgemeine Interesselosigkeit, mangelnde Konzentrationsfähigkeit und fehlende Entschlußfähigkeit klagen. Oft hören wir auch Angaben über Schwindel, Kopfdruck, allgemeine Ueberempfindlichkeit gegen seelische oder auch äußere Eindrücke (wie z. B. gegen Geräusche) ferner über Parästhesien verschiedenster Art, so u. a. auch der inneren Organe (Herzklopfen, über Stiche in der Herzgegend, Ohrensausen, Flimmern) und schließlich über Reizerscheinungen auf vasomotorischem Gebiete, wie über Wallungen, Schweissausbrüche u. ähnl. Bei den „Schreckneurosen" treten meist Angstgefühle in Form von Erwartungsangst, von Herzangst, von schreckhaften Träumen in die Erscheinung und es finden sich oft auch Herzstörungen, so u. a. auch in Form von

Irregularitäten, ferner psychisch bedingte Atmungsstörungen, so z. B.
asthmatische Zustände, Seufzeratmen u. ähnl. Oft wird als Ursache
der Krankheit eine zeitlich begrenzte Schädlichkeit genau angegeben.
Bei den „Verdrußneurosen" fällt oft das mürrische Wesen, die
Zornhaftigkeit und das abweisende Wesen der Patienten besonders
auf. Zahlreiche Fälle sind — und zwar unabhängig von der besonderen Form der Neurose — an einem gespannten, leidenden, zuweilen wehmütigen Gesichtsausdruck kenntlich. Die Hautfarbe ist
dabei oft blaß oder auffällig rot oder auch einem raschen Wechsel
unterworfen. Oft ist auch eine Erhöhung der Kniesehnenreflexe und
der Hautreflexe, ferner Lidflattern bei geschlossenen Augen oder Neigung zum Schwanken beim Stehen mit geschlossenen Augen sowie
feinschlägiges Zittern der gespreizten Finger festzustellen. Dazu kommen
oft noch allgemeine oder in Zonen nachweisbare Hyperästhesien
für schmerzhafte Reize und zuweilen auch gesteigerte vasomotorische
Erregbarkeit in Form von Nachröte. Nicht selten fällt auch eine
sehr ausgesprochene Kühle und Zyanose der Extremitäten auf. Sehr
oft zeigt gleichzeitig auch das Herz die Zeichen gesteigerter Erregbarkeit in Form einer abnorm großen Beschleunigung der Schlagfolge
entweder schon in der Ruhe oder erst nach 10 Kniebeugen, ferner
in Form von respiratorischer Arrhythmie und gelegentlich auch in
Form von vorübergehenden Blutdrucksteigerungen („Heterotonie").
Manchmal ist auch das nach 10 Kniebeugen auftretende Schwindelgefühl und Blässe für die Diagnose verwertbar.

In einer ganzen Reihe von Fällen aus der Gruppe der vasomotorischen Neurosen habe ich den thyreotoxischen Symptomenkomplex, d. h. Glanzauge, hochgradige Tachykardie, feinschlägiges Zittern der Finger, Nachröte, Neigung zu Schweißen mit
oder ohne nachweisbare Vergrößerung der Schilddrüse beobachten
können, und es war ein Parallelgehen dieser Erscheinungen mit den
Magenbeschwerden so häufig vorhanden, daß ich eine Zeitlang direkt
mit der Möglichkeit einer thyreotoxischen Entstehung der Magenbeschwerden gerechnet habe. Auch Caro[1]) hat dies getan. Bei
600 Lazarettkranken konnte er thyreotoxische Zustände 66 mal als
Hauptbefund und 420 mal als Nebenbefund feststellen. Unter diesen
Fällen zeigten 11 bzw. 64, d. h. im ganzen 75, Magenbeschwerden,
die sich im wesentlichen in Gastralgien und Appetitstörungen, manchmal verbunden mit Aufstoßen und gelegentlich auch mit Brechneigung
äußerten. Caro erwähnt als besonders bemerkenswert noch, daß er

---

1) Caro, Deutsche med. Wochenschr. 1915. Nr. 34.

bei diesen Fällen 3 mal bzw. 24 mal, d. h. zusammen 27 mal, eine schwache Benzidinreaktion im Stuhl nach vorausgegangener fleischfreier Ernährung feststellen konnte, und verweist auf die von Kaufmann[1]) u. a. geäußerte Auffassung, daß nervöse bzw. vasomotorische Störungen des Magens als Vorläufer ulzeröser Prozesse auftreten können. Ich selbst halte es aber auf Grund von Ausführungen, die ich vor längerer Zeit an anderer Stelle gemacht habe[2]), für wahrscheinlicher, daß auch in den vorliegenden Fällen der Status thyreotoxicus durch die allgemeine Nervenschwäche erzeugt war und daß er deshalb zu den nervösen Magenstörungen im Verhältnis einer Koordination stand. Dabei gebe ich gerne zu, daß in der Ueberfunktion der Schilddrüse selbst wieder Faktoren gegeben sind, welche ihrerseits wieder den allgemeinen Status nervosus zu steigern vermögen, so daß ein Circulus vitiosus zustande kommt, durch welchen das Nervensystem mit potentierter Wirkung geschädigt wird. In dieser Weise wird es unseres Erachtens auch recht gut verständlich, daß wir thyreotoxische Erscheinungen einerseits häufiger im Zusammenhang mit Habitus asthenicus, andererseits nicht selten auch bei gleichzeitig bestehendem Magengeschwür beobachten können. Es liegt daher die Frage nahe, ob nicht die Caro'schen Beobachtungen über das Vorhandensein okkulter Blutungen wenigstens zum Teil durch gleichzeitig bestehende Ulzera zu erklären sind.

Die genannten thyreotoxischen Symptome erwiesen sich zuweilen mit Krankheitserscheinungen verbunden, die man neuerdings mit dem Namen der Vagotonie und der Sympathikotonie bezeichnet hat. Nach Eppinger und Heß[3]) u. a. wird bekanntlich der autonome oder parasympathische Abschnitt des vegetativen Nervensystems durch Pilokarpin gereizt und durch Atropin gehemmt, während der sympathische Teil durch Adrenalin erregt wird. Mit Rücksicht auf die Beobachtung, daß einzelne Personen eine ausgesprochene Empfindlichkeit des einen und eine mangelhafte Empfindlichkeit des anderen Systems gegen die pharmakodynamische Funktionsprüfung besitzen, stellten die genannten Autoren das Bild der Vagotonie und der Sympathikotonie einander gegenüber. Auf Grund von Untersuchungen meines früheren Assistenten Uhlmann[4]) habe ich jedoch schon vor mehreren Jahren darauf hingewiesen, daß reine Typen der genannten Systemneurosen sehr

---

1) Kaufmann, J., Mitteil. a. d. Grenzgeb. f. innere Med. u. Chir. 1915. Bd. 28.

2) Strauß, H., Arch. f. Verdauungskrankh. 1916. Bd. 22.

3) Eppinger und Heß, Die Vagotonie. In v. Noorden's Samml. klin. Abhandl. H. 9 u. 10.

4) Strauß, H., Arch. f. Verdauungskrankh., l. c.

selten und daß Mischformen sehr häufig sind, so daß einer
scharfen Differenzierung der beiden Systemneurosen praktisch nicht
derjenige Wert zukommt, welchen Eppinger und Heß ursprünglich
angenommen haben. Dies gilt nicht nur für die Ergebnisse der
pharmakologischen Prüfung, sondern auch für die klinischen Symptomenkomplexe, soweit diese zu dem einen oder anderen System in eine
semiotische Beziehung gebracht worden sind. So ist es schon auffällig,
daß die Pupillen des Vagotonikers als weit beschrieben werden,
während sie nach der Theorie eng sein müßten. Ferner reagieren
Vagotoniker, die Eosinophilie, Hyperazidität, Neigung zu Schweißen
zeigen, oft auf Adrenalin genau so, wie auf Pilokarpin, und es zeigen
Sympathikotoniker mit Sub- oder Anazidität oder auch mit alimentärer
Glykosurie nicht selten eine ausgesprochene Pilokarpin-Empfindlichkeit.
So wenig man deshalb die Methode praktisch zur Auf-
deckung spezieller Systemneurosen benutzen kann, so ist
sie doch zur allgemeinen Feststellung einer erhöhten Reizbarkeit des gesamten vegetativen Nervensystems durchaus
brauchbar. Für den letzteren Zweck sind allerdings spezielle
Proben in der Mehrzahl der Fälle entbehrlich. Trotzdem können
sie aber bei oligosymptomatischen Fällen von Neurosen des Verdauungskanals der Diagnose gewisse Dienste leisten. Wenn auch inzwischen von anderen Seiten ähnliche Urteile abgegeben worden sind,
hielten wir es doch gerade mit Rücksicht auf die uns hier interessierenden praktisch außerordentlich wichtigen Fragen für angezeigt,
die betreffenden Untersuchungen nochmals aufzunehmen. Dabei
haben wir auch noch von anderen Prüfungsmitteln der Vagus-
funktion, so von dem Czermak'schen Druckversuche (Beeinflussung
der Herzfunktion durch Druck auf den Vagusstamm am Halse), dem
Aschner'schen Versuche (Beeinflussung der Herzfunktion durch Druck
auf die geschlossenen Augen), dem Erben'schen Versuche (Beeinflussung
der Herzfunktion durch Hockstellung mit nach vorn übergeneigtem
Oberkörper) Gebrauch gemacht und auch auf den Pulsus inspiratione
irregularis geachtet. In einer Reihe von Fällen haben wir auch die
Löwi'sche okulare Adrenalinreaktion vorgenommen. Es haben sich
jedoch uns auch diese Reaktionen nicht als unbedingt zuverlässig
erwiesen. Sie haben bei entsprechenden Nachprüfungen an unserem
Material nicht nur in Fällen, in welchen wir auf ihren Ausfall besonderen Wert legten, im Stich gelassen, sondern auch hinsichtlich
der topischen Systemdiagnostik nicht immer das geleistet, was von
ihnen ursprünglich behauptet worden war. Zum mindesten sind uns
große Bedenken gegen die diagnostische Verwendung eines negativen

Ausfalls der Proben gekommen. Trotzdem möchten wir aber die Gesichtspunkte, die sich aus den Betrachtungen über Vagotonie und Sympathikotonie ergeben, für die Erörterung der vorstehenden Fragen nach der Richtung der allgemeinen Pathologie bzw. Pathogenese nicht gering einschätzen. Denn wir können uns recht gut vorstellen, dass eine Funktionsverminderung des Adrenalsystems, wie wir sie auf konstitutioneller Grundlage oder im Anschluß an Infektionskrankheiten oder auch im Anschluß an allgemeine Erschöpfung antreffen können — ich habe einmal diese Frage in anderem Zusammenhang ausführlich[1]) erörtert, — zu einem Ueberwiegen des Vagustonus mit allen seinen Folgeerscheinungen auf den Verdauungsapparat führen kann.

Eine besondere Färbung zeigten eine Reihe von Krankheitsfällen, bei welchen eine echte Psychopathie das Bild beherrschte. Das traf zunächst für Fälle von typischer Hypochondrie zu. Aus der Kenntnis dieses Krankheitsbildes wissen wir ja zur Genüge, daß die andauernde Selbstbeobachtung und Krankheitsfurcht Empfindungen zur Wahrnehmung bringen, die beim Gesunden nicht zum Bewußtsein gelangen und die um so peinigender wirken, je mehr sich das Interesse ihnen zuwendet. Kommt noch eine falsche Deutung durch eine abnorme Erregbarkeit eines verängstigten Nervensystems hinzu, so kann sich aus den Ergebnissen einer solchen „Autoendoskopie" ein unübersehbarer Circulus vitiosus entwickeln. Wenn man genau auf die Art und Weise achtet, wie solche Patienten ihre Beschwerden vortragen, und sich etwas genauer mit der Vorgeschichte solcher Patienten beschäftigt, so gelangt man jedoch in der Mehrzahl solcher Fälle bald auf die richtige Fährte.

Aehnliches gilt auch für die Mehrzahl der Fälle von ausgesprochener Magenhysterie, in deren klinischem Bilde sich neben den schon erwähnten gesteigerten Organempfindungen oder auch ohne diese gewisse, nach außen hin besonders auffällige, vom Bewußtsein und meist auch vom Willen der Patienten unabhängige körperliche Zwangsvorgänge vordrängen. Bekanntlich ist ja für die Hysterie einerseits die gesteigerte Autosuggestibilität und die Sucht — insbesondere zur Erreichung eines bestimmten Zweckes — krank zu erscheinen, andererseits auch die Leichtigkeit charakteristisch, mit der sich psychische Erlebnisse, Affekte, gefühlsbetonte Vorstellungen in körperliche, häufig einen starken Eindruck erweckende, Erscheinungen umsetzen. Es sei hier nur an die bekannten Formen

---

1) Strauß, H., Biochem. Zeitschr. 1917. Bd. 79. H. 1 u. 2. Orth-Festschrift.

von Astasie-Abasie, den Schütteltremor, die Akinesia amnestica
Oppenheim's, den Arc de cercle u. a. erinnert. Man hat in Fällen
solcher Art von „falscher Weichenstellung" der Innervation oder von
„Innervationsentgleisungen" gesprochen. Die häufigste Aeusserung
von Magenhysterie sehen wir bei der Gruppe der „Kriegsvomitoren",
welche das unter dem Namen des habituellen oder hysterischen Erbrechens schon lange bekannte Bild darboten. Dieses im Frieden bei
Männern äußerst selten zu beobachtende Krankheitsbild ist bekanntlich dadurch charakterisiert, daß die Magenfüllung als solche zum
Erbrechen Anlaß gibt, und daß dieses Erbrechen mit größter Leichtigkeit, d. h. meist ohne Nausea und ohne Uebelkeit „gewohnheitsmäßig" erfolgt. Die Art der Nahrungszufuhr ist dabei nur selten,
die Stimmung dagegen häufig von Einfluß auf das Erbrechen, und es
wird von manchen Patienten wahllos erbrochen, während andere vorwiegend die feste Nahrung und wieder andere vorwiegend die flüssige
Nahrung erbrechen. Zuweilen werden geringe Nahrungsmengen gut
vertragen und nur größere auf einmal zugeführte Nahrungsmengen
erbrochen. Bei der Mehrzahl der von uns beobachteten Kriegsvomitoren handelte es sich um vorher magengesunde Personen und es
gehörte die Mehrzahl den jüngeren Altersklassen an. Allerdings
hatten sich manche von ihnen auch schon vor dem Kriege als „magen-
empfindlich" erwiesen. Nur ein Teil der Patienten zeigte ausgeprägte
Erscheinungen einer allgemeinen Neurose. Das Verhalten des Magens
erschien zunächst bei flüchtiger Beobachtung in der Mehrzahl der
Fälle normal und auch A. Schmidt[1]) sagt, daß die Magenuntersuchung
durchaus normale Verhältnisse in chemischer und motorischer Hinsicht ergibt. Eine genauere Untersuchung unserer Fälle hat aber bei
einer nicht gerade geringen Anzahl von Fällen deutliche, wenn auch
meist nur geringfügige, Abweichungen vom regelrechten Verhalten, sei
es in Form einer Hyperazidität oder in Form von regelwidrigen
Röntgenbefunden oder von sonstigen Feststellungen ergeben, die mehr
oder weniger auf die Möglichkeit des Vorhandenseins einer organischen
Veränderung (so in einzelnen Fällen im Sinne eines Ulkus) hingewiesen haben. Allerdings war dieser Befund in der Mehrzahl der
Fälle so wenig ausgeprägt, daß er an sich nicht genügt hätte, um
das rebellische Verhalten des Magens gegenüber der Nahrungszufuhr
zu erklären. Wir schließen uns deshalb L. Michaelis[2]) u. a. an,
welche für die Erklärung des Zustandes vorwiegend psychogene
Ursachen verantwortlich machen. Bei einer nicht geringen Anzahl

---

1) Schmidt, A., Die militärärztliche Sachverständigentätigkeit usw., l. c.
2) Michaelis, L., Deutsche med. Wochenschr. 1916. Nr. 16.

von Fällen haben wir den Eindruck gewonnen, daß es sich um die psychische Fixation von Vorgängen handelte, die ursprünglich durch organische Veränderungen (akute Katarrhe, aufflackernde Geschwüre u. ähnl.) bedingt waren und die nach Abheilung der Einleitungskrankheit „gewohnheitsmäßig" weiter bestehen blieben. Wir nehmen dabei an, daß die allgemeine Erhöhung der Resonanz des Nervensystems das Weiterbestehen des Einleitungszustandes erleichtert hat. In mehreren Fällen haben wir direkt eine „psychogene" Entstehung verfolgen können. So sahen wir die Krankheit einige Male erst nach Einführung eines Probefrühstücks auftreten. Der Widerwille vor der Ausheberung und das Nauseagefühl bei der Entnahme des Mageninhaltes mag in diesen Fällen den ersten Anlaß zur Entstehung des Erbrechens gegeben haben. A. Schmidt (l. c.) spricht ganz allgemein von einem hysterischen Charakter der Störung und bemerkt, daß dieser durch gewisse psychische Eigentümlichkeiten der Patienten bestätigt wird, wobei allerdings andere hysterische Stigmata völlig fehlen können. Wenn man berücksichtigt, daß das Erbrechen nur selten bei leerem Magen erfolgt, sondern erst bei Füllung des Magens eintritt, so wird man darauf hingewiesen, die Ursache des Erbrechens der Hauptsache nach in einer Reizung des sensiblen Anteiles des dem Brechakt dienenden Reflexapparates zu suchen. Immerhin dürfte aber außerdem noch mit einem Reizzustand des Brechzentrums selbst zu rechnen sein, da zuweilen ein deutlicher Einfluß der Stimmung und der Umgebung auf das Zustandekommen des Erbrechens zu beobachten ist. Auf jeden Fall dürfen wir eine pathologisch gesteigerte Reflexerregbarkeit als Ursache anschuldigen, da bei Gesunden die Füllung des Magens noch nicht genügt, um den Brechakt auszulösen. Ja, es scheint sogar, da die Mehrzahl der Kriegsvomitoren nur einen Teil der zugeführten Nahrung von sich gibt, daß der Brechakt oft nur von einem bestimmten Grade der Füllung des Magens an ausgelöst wird. Es genügt also in derartigen Fällen schon eine geringere Füllung des Magens, um einen Zustand zu erzeugen, der sonst nur bei einer Ueberfüllung des Magens eintritt. Weil aber die Mehrzahl der Patienten nicht die gesamte zugeführte Nahrung, sondern nur einen Teil derselben ausbricht, so leidet auch bei der Mehrzahl der Patienten der Ernährungszustand nur in mäßigem Grade, und zwar im Anfange der Krankheit meist mehr als im weiteren Verlauf. Hochgradige Gewichtsabnahme mit schweren Schwächezuständen haben wir nur in wenigen Fällen eintreten sehen.

Einer unserer Patienten war allerdings bis zum Skelett abgemagert und zeigte inanitielle Azetonurie.

Die in der hysterischen Gesamtverfassung begründete gesteigerte Autosuggestibilität macht es auch erklärlich, daß wir auch bei Hysterischen zuweilen sehr ausgeprägte und sehr hartnäckige Formen von gesteigerter Organempfindlichkeit in Form der „Hyperaesthesia gastrica" antrafen, wobei es sich entweder um Empfindungen ohne jede körperliche Grundlage handelte, oder um psychogen fixierte Nachempfindungen bereits abgelaufener, organisch bedingt gewesener Schmerzen. Nicht selten sah man dabei, daß organisch bedingte Beschwerden im Spiegel einer hysterischen Gesamtverfassung direkt zu unkenntlichen Zerrbildern verändert wurden. Sind uns doch auch aus der Friedenspraxis die hysterischen Parästhesien und Anästhesien sensibler und sensorieller Nerven, die verschiedenen Krampf- und Lähmungszustände — so u. a. auch in der Form von Ileus spasticus hystericus, wie ich ihn u. a. selbst beschrieben hatte[1]) — und schließlich auch die Störungen sekretorischer Vorgänge, so z. B. in der Form von Anuria oder Polyuria hysterica wohlbekannt. Erinnern wir uns hier auch noch der bekannten Pawlow'schen Versuche über den Einfluß der Vorstellungen auf das Verhalten der Magensaftsekretion, so wird es uns nicht wundern, daß wir sehr vielgestaltige Beeinflussungen der Verdauungsvorgänge als Folge der Hysterie zu sehen bekommen können. Von besonders bizarren Aeußerungen der Hysterie, den ich als Kriegsfolge zu sehen Gelegenheit hatte, sei hier zunächst der folgende Fall erwähnt, den ich für das Bezirkskommando G. des III. Armeekorps auf meiner eigenen Lazarettabteilung zu begutachten hatte:

Patient K. Z. ist 21 Jahre alt, im Zivilverhältnis Postbote. Er stammt aus angeblich gesunder Familie und will früher nie krank gewesen sein. Am 15. 9. 1915 wurde er eingezogen und rückte am 19. 3. 1916 ins Feld. Am 19. 5. meldete er sich wegen Magenschmerzen und Erbrechen krank und will gleichzeitig an Durchfällen gelitten haben, die öfter Blut und Schleim enthalten haben sollen. Wegen dieses Leidens wurde er in verschiedenen Lazaretten behandelt. Im Reservelazarett zu K. wurde die Diagnose „Magengeschwür mit Verengerung des Pförtners" gestellt und am 17. 10. eine Gastroenterostomie ausgeführt. Nach der Operation trat jedoch keine Besserung ein, und es wurde Patient am 23. 11. dem Reservelazarett G. überwiesen, von welchem er am 7. 12. mit Rente nach Hause entlassen wurde. Der Zustand des Patienten ist auch Ende 1917 noch derartig, daß er nur flüssige Nahrung vertragen kann. Nach Genuß von festen oder breiigen Speisen soll alsbald Erbrechen auftreten. Seit der Operation kann Patient jedoch den Rumpf nicht mehr grade halten, sondern er geht und liegt mit stark nach vorn gekrümmter Haltung. Versuche, die fast rechtwinklige Beugung des Rumpfes gegen die Hüfte auszugleichen, sollen außerordentlich große Schmerzen im Leibe sowie im Rücken ver-

---

1) Strauß, H., Berl. klin. Wochenscnr  1898.  Nr. 38.

ursachen. Patient gibt an, daß diese eigenartige Krümmung des Rückens dauernd Tag und Nacht besteht. Patient ist schon von verschiedenen anderen Seiten begutachtet worden, und es waren als Ursache des derzeitigen Zustandes, für welchen Vollrente angesetzt war, unlösbare Verbindungen zwischen dem Magen und der Wirbelsäule angenommen worden.

Der objektive Befund ergibt einen zart gebauten, blassen, mageren Mann von kleiner Statur mit leidendem Gesichtsausdruck. Die Haltung des Patienten ist derartig, daß eine sehr ausgeprägte Lumballordose besteht. Der Rücken ist bogenförmig gekrümmt, so daß der Oberkörper fast parallel zum Erdboden verläuft. Patient hält den Kopf etwas nach rückwärts, so daß die ganze Körperhaltung eine gewisse Aehnlichkeit mit derjenigen eines Vogels gewinnt. Auch im Liegen gleicht sich diese Haltung nicht aus. Versuche, die eigenartige Wölbung des Rückens auszugleichen, führen zu solchen Schmerzen, daß auf die gewaltsame Durchführung einer Streckung verzichtet wird. Der Gang ist eigenartig trippelnd, doch kann Patient sich ohne irgendwelche Störung rasch bewegen.

Die Untersuchung der Thoraxorgane ergibt nichts Auffälliges.

Bei der Untersuchung des Leibes fällt eine Laparotomienarbe auf, die vom Schwertfortsatz bis oberhalb des Nabels reicht. Die Magengegend ist auf Druck empfindlich. An der Wirbelsäule ist von der Bauchseite her außer der eigenartigen Wölbung kein auffälliger Befund zu erheben. Die Untersuchung des Mageninhalts ergibt einen ziemlich gut verdauten Mageninhalt, Schichtungsquotient 18 : 30, freie Salzsäure fehlt, Gesamtsäure: 21.

Die Untersuchung des Urins und des Stuhls ergibt keinen auffälligen Befund, insbesondere fällt bei der Untersuchung des Stuhls nach fleischfreier Diät die Benzidinprobe stets negativ aus.

Die Röntgenuntersuchung vermag zur Aufklärung der eigenartigen Haltung der Wirbelsäule nichts beizutragen.

Die klinische Beobachtung ergibt dauernd eine hochgradige Empfindlichkeit des Magens gegen grobe Nahrung, und es zeigt Patient unverändert die oben beschriebene Haltung. Auch im Schlaf blieb, wie mehrfache Kontrollen während der Nacht ergaben, diese Haltung unverändert. Patient schläft fest mit vornüber geneigtem Oberkörper.

Da das eigenartige Krankheitsbild alsbald den Verdacht eines hysterischen Zustandes erweckte, wird Aethernarkose angewendet. Während zu Beginn derselben der Patient mit senkrecht nach oben gehaltenen Beinen dalag, gelingt es bei Eintritt der Narkose mit Leichtigkeit, den Körper des Patienten gerade zu strecken, und es wird Patient sofort in ein Streckbett mit Glisson'scher Schlinge gelegt. Die infolge der Streckung auftretenden außerordentlich großen Schmerzen werden mit Morphiuminjektionen besänftigt. In den auf die Streckung folgenden Tagen klagt Patient über wütende Kreuz- und Magenschmerzen, zeigt häufig Erbrechen und ist in seinem Wesen etwas verstört. Patient erhielt im Anfang einen Sandsack über die Beine und über den Oberkörper, um jede Knickbewegung zu verhindern, und es wurde im Anfang der Anwendung des Zug- und Streckverbandes starke Gewichtsbelastung angewendet. Allmählich wurde die Belastung verringert, und am 10. Tage nach der Narkose wurde es dem Patienten zum ersten Male gestattet, das Bett zu verlassen. Bei dem Stehversuch fällt sofort ein ausgeprägter Schütteltremor in den Armen und Beinen auf, Patient bietet das typische Bild des „Kriegszitterers". Er wird infolgedessen von neuem zu Bett gelegt, und als alle Versuche nichts helfen, wird der Facharzt für Nervenkrankheiten, Dr. S., zugezogen, welcher die Verlegung in das Nervenlazarett N. zur aktiven Behandlung vorschlägt. Bis zur Durchführung der Aufnahme vergehen aber etwa 3 Wochen, und es gelingt in der Zwischenzeit, durch fortgesetzte psychische Einwirkung den Patienten so weit zu bringen, daß er nicht bloß ohne Zittern steht und geht, sondern daß er auch sämtliche andere Beschwerden mit Ausnahme seiner Magenbeschwerden verloren hat. Auch die letzteren sind erheblich gebessert. Bei der Entlassung des Patienten sind allerdings noch die Zeichen einer ausgeprägten allgemeinen Nervenerregbarkeit vorhanden, und Patient zeigt noch eine etwas vornehm-steife Haltung, er geht gravitätisch. Er ist aber in der Lage, seinem Berufe als Postbote wiedergegeben zu werden.

Der Patient wird mit Rücksicht auf die noch vorhandenen Magenbeschwerden, die noch für längere Zeit die Notwendigkeit einer zarten Diät bedingen und die Gesamternährung schädigen, mit einer Erwerbsschädigung von nur 40 pCt. entlassen.

In zwei anderen Fällen, die ich in meiner Tätigkeit als Fachbeirat beim Gardekorps gesehen habe, hatte ich Gelegenheit, höchst eigenartige Röntgenbefunde als Aeußerungen von Hysterie an den Bauchorganen kennen zu lernen.

In dem einen Falle handelte es sich um einen herkulisch gebauten Kürassier, welcher bei einem Fall unter sein Pferd zu liegen gekommen war und hierbei am Bauch gequetscht worden war. Seither klagte Patient dauernd über intensive Leibschmerzen, so daß bei ihm von verschiedenen Seiten Adhäsionen in der Bauchhöhle diagnostiziert worden waren. Es war ihm auch der Rat zu einer Operation gegeben worden. Die Untersuchung des Magens und des Darmes des stark nervösen Patienten ergab keine gröberen Abweichungen vom regelrechten Verhalten. Dagegen ergab die Röntgenuntersuchung eine ganz eigenartige Bewegung der Pars horizontalis duodeni. Dieselbe drehte sich bei jeder Respiration um den obersten Teil der Pars verticalis duodeni wie der Querbalken eines Pumpbrunnens, und zwar in so starkem Grade, daß die betreffenden Ausschläge in der Pylorusgegend mehr als 10 cm betrugen. Durch eine psychische Behandlung gelang es, alsbald die Schmerzen zu beseitigen.
In dem anderen Falle wurde der betreffende Patient und seine Umgebung durch fortwährendes „Glucksen" von seiten des Magens belästigt, ohne daß dabei an dem Patienten eine Schluckbewegung zu bemerken war. Man konnte das Glucksen schon von weitem mit der Regelmäßigkeit des Tickens einer Uhr wahrnehmen. Die Röntgenuntersuchung ergab bei jedem Atemzug eine starke exspiratorische Einziehung der Bauchdecken, welche den breiig flüssigen Mageninhalt dermaßen gegen die sehr große Magenblase schleuderte, daß stets ein sicht- und hörbarer Spritzer entstand.

Freilich darf die Diagnose Hysterie nicht leichter Hand gestellt werden. Sind die Erscheinungen mehrdeutige — und dies ist sehr häufig der Fall — so ist zur Begründung der Diagnose die Feststellung der hysterischen Persönlichkeit bzw. der Nachweis von hysterischen Stigmata nötig.

Es ergibt sich aus dem hier gezeichneten Stande der Dinge ohne weiteres, daß auf dem vorliegenden Gebiete der Aggravation und Simulation ein ziemlich weiter Spielraum gegeben ist. Gerade aus diesem Grunde war aber für eine sehr große Zahl der hier in Frage kommenden Fälle eine klinische Beobachtung nicht zu umgehen und in zahlreichen Fällen auch noch die gleichzeitige Begutachtung durch einen Facharzt für Nervenkrankheiten erwünscht. Es galt dabei vor allem bewußte und unbewußte Uebertreibung zu unterscheiden, da die Erfahrung lehrt, daß Neuropathen und Psychopathen nicht selten durch ihre krankhafte Anlage selbst zu unbewußten Uebertreibungen veranlaßt werden. Zur Beurteilung dieser oft sehr schwierigen Frage ist nicht nur eine eingehende systematische Untersuchung und Beobachtung sowie ein hohes Maß von Sachkenntnis, sondern auch ein nicht geringer Grad von Menschenkenntnis nötig und es bleibt infolgedessen das Schlußurteil nicht ganz selten ein „subjektives". Offenkundigen Uebertreibungen sind wir recht häufig begegnet. Jedoch sind wir bei aller Vorsicht in der Bewertung der Angaben der Patienten bei einer genauen Prüfung der Frage, ob die gemachten Angaben in ein aus der ärztlichen Erfahrung bekanntes klinisches Bild passen, nur selten zu der Auffassung gekommen, daß ausschließlich eine Simulation vorlag. Auch Best (l. c.) und Craemer (l. c.) sind zu ähnlicher Ansicht in der Beurteilung der vorliegenden Frage gelangt. Sehr häufig haben wir uns allerdings davon überzeugen müssen, daß gerade auf dem vorliegenden sehr schwierigen Gebiete eine schablonenmäßige Betrachtung der Fälle nicht ausreichend ist, sondern daß oft für ihre Beurteilung eine Vielheit von Gesichtspunkten und eine sehr reiche ärztliche Erfahrung notwendig ist. Jedenfalls war der Weg der notwendigen Betrachtung in den einzelnen Fällen oft ein recht verschiedener. Dies sind Gründe, die es erklärlich machen, daß zuweilen auch die Beobachtung mit einem „Non liquet" abschließen mußte, und daß zwei Begutachter über denselben Fall unter Umständen zu verschiedenen Urteilen gelangen konnten, aber auch Gründe, die es gebieterisch verlangen, daß gerade die Fälle der vorliegenden Gruppe von fachmännischer Seite mit allen zur Verfügung stehenden Beobachtungsmethoden besonders genau untersucht werden.

### 3. Verlauf.

Der Verlauf der einzelnen Fälle war, wie es in der Natur der Sache liegt, verschieden. In besonderer Weise war er von der Frage abhängig, in wie hohem Grade der endogene Faktor bei der Entstehung der Krankheit beteiligt war. Dies leuchtet auch ohne weiteres ein, da keine Behandlung imstande ist, aus einem Nervenschwächling einen Nervenhelden zu machen oder eine psychopathische Konstitution zum Verschwinden zu bringen. Infolgedessen durften wir in zahlreichen Fällen von vornherein nicht mehr erwarten, als daß wir nur die durch den Krieg ausgelösten Krankheitserscheinungen beseitigen konnten. Mit der Herstellung des „Status quo ante" war in solchen Fällen auch meistens unsere Aufgabe erfüllt. Am günstigsten erwiesen sich uns die Fälle von Erschöpfungsneurose, sowie auch manche Fälle von Hysterie, die häufig einer weitgehenden Besserung und zuweilen sogar auch einer Heilung zugänglich waren.

Am hartnäckigsten verhielten sich dagegen diejenigen Fälle, die wir als „Verdrußneurose" bezeichnet haben, sowie manche Fälle von „Kriegserbrechen". Da die Eigenart unseres Materials es aber mit sich brachte, daß die Fälle von Begleitneurose oder von Neurose auf dem Boden einer konstitutionellen Grundlage überwogen, so war die Zahl der Vollheilungen immerhin eine begrenzte. Letzteres war auch darin begründet, daß in einer ganzen Reihe von Fällen der „Wille zur Heilung“ von vornherein fehlte.

### 4. Behandlung und Behandlungserfolge.

Da für die Behandlung die Berücksichtigung der allgemeinen Neurose meist wichtiger ist, als die örtliche Einwirkung auf das erkrankte Organ, so erhebt sich die Frage, wo die Patienten der vorliegenden Gruppe am besten zu behandeln sind. Diese Frage ist dahin zu beantworten, daß Patienten, bei welchen eine organische Erkrankung des Magens mit Wahrscheinlichkeit ausgeschlossen werden kann, am besten außerhalb einer Heilanstalt für Verdauungskranke, d. h. in einem allgemeinen Genesungsheim bzw. in besonderen Fällen in einer Nervenstation zu behandeln sind. Der Grund für eine Fernhaltung von einer Heilanstalt für Verdauungskrankheiten liegt in der Möglichkeit einer psychischen Ansteckung, da sich Psychopathen infolge der bei ihnen oft vorhandenen Neigung zur „Flucht in die Krankheit“ die Beschwerden ihrer Umgebung leicht selbst aneignen. Auch Best (l. c.) hat eine möglichst schnelle Erkennung der psychogenen Grundlage des Leidens gefordert, „weil hier längere Spezialbehandlung der Verdauungsorgane durchaus verfehlt wäre und die Kranken in ihrem Glauben, sie seien magenleidend, nur bestärkt würden . . . . Bei älteren Psychasthenikern wird man in Lazaretten nicht immer viel erreichen. Je eher sie wieder aus dem Lazarett entlassen werden, um so besser“. Ist aber ein Patient nach ärztlicher Ueberzeugung tatsächlich einer zarten Diät bedürftig, so kann er allerdings nur dann außerhalb einer Heilanstalt für Verdauungskranke behandelt werden, wenn an der betreffenden Stelle auch die Gelegenheit zur Durchführung der notwendigen Diät gegeben ist. Die Entscheidung der Frage, ob noch eine zarte Diät zu reichen ist, war im Einzelfalle nicht immer leicht. Denn so sehr es auch zutrifft, daß bei einer reinen „Solitärneurose“ eine zarte Diät nicht bloß unnötig, sondern geradezu unzweckmäßig ist, so sehr kann in gar manchem Falle von „Ueberlagerungsneurose“ doch die zeitweilige Befolgung einer zarten Diät notwendig sein. Allerdings trifft auch für gar manchen Fall die Bemerkung von Best (l. c.) zu, daß eine lange fortgesetzte Diätbefolgung schließlich zu einem solchen Grad von Unterernährung führen kann, daß eben durch diese Unterernährung die Verdauungsdrüsen versagen können. „Unter Umständen kommt man deshalb nicht drum herum, die Arbeit der Drüsen zu unterstützen, bis der Ernährungs-

zustand sich gehoben hat. Dann muß aber auch sofort jede Spezialbehandlung der Verdauungsorgane aufhören, und es gilt dem Patienten
die Ueberzeugung beizubringen, daß er seinem Magen ohne Schaden
auch mal was zumuten kann." Verbleibt der Patient aber in einem
Lazarett für Verdauungskranke, so sollte er in diesem, wenn irgend
möglich, räumlich abgesondert von den organisch Erkrankten behandelt werden, die, wie dies bei Verdauungskranken nicht selten vorkommt, mehr oder weniger zu depressiver Betrachtung neigen. Kommt
es doch bei Psychasthenikern in besonderem Grade darauf an, den
Patienten durch Hebung der Stimmung in die Lage zu versetzen,
über vorhandene oder vermeintliche Beschwerden hinwegzusehen. Aus
diesem Grunde kommt der Psychotherapie auf dem vorliegenden
Gebiete eine grosse Bedeutung zu. Eine energische Willensschulung
sollte bei Erschöpften allerdings erst dann beginnen, wenn sie durch
Ruhe und gute Ernährung entsprechend gekräftigt und erholt sind.
Dagegen erschienen mir heroische Behandlungsmethoden nur bei sorgfältig ausgewählten Fällen von Hysterie und auch da nur mit Vorsicht am Platze (siehe den Erfolg der Aethernarkose und des Streckverbandes bei Fall Z., S. 33 u. 34). Kompliziertere Behandlungsmethoden
wie z. B. Hypnose sind am besten von einem erfahrenen Nervenarzt durch-
zuführen, wie überhaupt ein solcher bei unklarer Sachlage stets zu
Rate zu ziehen ist. Ergibt sich doch aus den im Vorstehenden gemachten Ausführungen, daß ich ähnlich wie Dreyfus[1]), Römheld (l. c.)
u. a. die Mehrzahl der hier zur Erörterung stehenden Krankheitszustände nur als Teilerscheinung einer allgemeinen
Neurose bzw. psychischen Verstimmung betrachte (s. weiter
oben). Für die einzelnen Beschwerden der Patienten sind symptoma-
tisch wirkende Maßnahmen am Platze, welche durch Kräftigung und
Beruhigung das Seelenleben der Patienten günstig zu beeinflussen vermögen. Wir haben deshalb von Bädern und während der guten
Jahreszeit von Luftliegekuren ausgiebig Gebrauch gemacht und haben
auch entsprechende auf das Nervensystem wirkende Medikamente
gerne benutzt. Ferner haben wir bei den bereits oben erwähnten
„Begleit- oder Ueberlagerungsneurosen", d. h. bei der Verbindung von
organischen und funktionellen Erkrankungen nach Beseitigung des
organisch bedingten Anteils der Krankheit gerne versucht, durch Zu-
lage gröberer Nahrung eine Art diätetischer „Uebungstherapie" zu
treiben. Allerdings gingen wir dabei — zum mindesten im Anfang
der Behandlung — mit Vorsicht vor, indem wir uns tastend von den

---

1) Dreyfus, G. B., Ueber nervöse Dyspepsie. Jena 1908. Fischer.

zarteren zu den gröberen Kostformen einschlichen und zur Hebung
des Vertrauens des Patienten die vorhandenen sensiblen Reizerscheinungen gleichzeitig mit Anästhesin und ähnlichen Medikamenten zu
dämpfen versuchten. Bei den „Kriegsvomitoren" haben wir alle
möglichen Behandlungsmethoden (so u. a. Rektalernährung, Magen-
spülungen, elektrische Behandlung) versucht. Wir haben aber mit
keiner dieser Methoden eindrucksvolle Ergebnisse erzielt, so daß wir
uns später auf flüssigkeitsarme Ernährung und Suggestivbehandlung
beschränkten, und zuweilen sogar völliges Ignorieren des Zustandes
für das zweckmäßigste Vorgehen erachteten. Auch A. Schmidt
(l. c.) gibt an, daß bei diesen Zuständen die Diät und die übliche
Ulkustherapie meist ganz versagen, und empfiehlt die mehrmalige Dehnung mit dem Brüning schen Dilatator unter Hinweis darauf, daß
die Psychotherapie monosymptomatischer Hysteriefälle durch lokale
Maßnahmen unterstützt werden müsse. Wir selbst sahen aber eine
ganze Reihe von Fällen, in welchen eine Polypragmasie nur geeignet
war, das Krankheitsgefühl des Patienten zu steigern. Für die Wahl
der einzuschlagenden Behandlung hatte sich uns stets ein genaueres
Eingehen auf die Entstehung der Krankheitserscheinungen im einzelnen
Falle als notwendig erwiesen, wie überhaupt die Psychotherapie
bei der ganzen hier in Rede stehenden Krankheitsgruppe zum Zwecke
der „Umstimmung" des krankhaft veränderten Vorstellungslebens ganz
allgemein von besonderer, oft direkt entscheidender Bedeutung war.

Nur in einer sehr begrenzten Zahl von Fällen war unsere Behandlung imstande, einen vollen Erfolg zu zeitigen. Am wenigsten
haben wir in den Fällen von „Ueberlagerungsneurose" und bei pri-
mären „Nervenschwächlingen" erreicht. So kam es, daß die Zahl
der Fälle, die wir schließlich als k. v. entlassen konnten, nur recht
gering war. Indessen sahen wir uns doch nur in ganz vereinzelten
Fällen gezwungen, auf Kriegsunbrauchbarkeit zu erkennen. Es handelte
sich in den betreffenden Fällen entweder um hartnäckige Formen von
„Kriegserbrechen" mit hochgradiger Gewichtsverminderung, oder um
einwandfreie schwere Psychopathien mit ausgesprochener allgemeiner
Leistungsinsuffizienz. Leichte oder nur mäßig ausgeprägte Fälle von
Kriegserbrechen ohne stärkere Gewichtsabnahme hielten wir für
a. v. Beruf geeignet. Bei einer solchen Beurteilung der Verwendungsfähigkeit nähern wir uns mehr den Anschauungen von A. Schmidt[1])
und von Goldscheider (l. c.) als denjenigen von Römheld (l. c.).
Ich schließe mich aber völlig den Anschauungen von Goldscheider

---

1) Schmidt, A., Die militärärztliche Sachverständigentätigkeit usw. Jena
1917. Fischer.

und von Römheld an, daß die Frage der Diensttauglichkeit der nervösen Dyspeptiker in erster Linie vom neurologisch-psychiatrischen Gesichtspunkt zu entscheiden ist, und ebenso der Ansicht von Best (l. c.), welcher die Prognose bei den psychogenen Verdauungsstörungen quoad Felddienstfähigkeit im allgemeinen nicht allzu günstig beurteilt, weil sich bei starker Inanspruchnahme der Nerven gewöhnlich auch die alten Beschwerden wieder einstellten. Auch Albu (l. c.) betont die Hartnäckigkeit der Beschwerden und die Neigung zu Rückfällen in zahlreichen Fällen, „so daß die Leute nach vielmonatiger Dienstunfähigkeit schließlich als dauernd dienstunbrauchbar entlassen werden müssen", hebt aber auch ausdrücklich hervor, daß „Leute mit kräftiger Körperkonstitution, deren Magenneurasthenie erst im Felde entstanden oder zum erkennbaren Ausbruch gekommen ist, nach deren Abheilung unbesorgt wieder ins Feld hinausgeschickt werden können". Wenn aber ein so vorsichtiger und so sachkundiger Beurteiler wie Crämer (l. c.) sagt: „die nervöse Dyspepsie wird die Dienstbrauchbarkeit kaum beeinträchtigen", so kann ich nur annehmen, daß dieser Autor unter Dienstunbrauchbarkeit nicht immer fehlende „Kriegsverwendungsfähigkeit" versteht, oder daß der genannte Autor den Begriff „nervöse Dyspepsie" nicht in so weiter Form, wie es hier geschehen ist, gefaßt hat.

## 5. Dienstbeschädigung und Erwerbsschädigung.

Hinsichtlich der Dienstbeschädigungsfrage und der Rentenbemessung stellten wir uns auf den Standpunkt, daß Anspruch auf eine Dienstbeschädigung und auf Rente in denjenigen Fällen nicht vorliegt, in welchen schon vor der Einstellung in den Dienst ein „konstitutionell schwacher" Magen oder eine ausgeprägte Neuropathie oder Psychopathie mit oder ohne Viszeralsymptome vorlag, und in welchen es durch die Behandlung gelungen war, den „status quo ante" völlig oder annähernd völlig herzustellen. Schwieriger war dagegen die Frage der Dienstbeschädigung und des Rentenanspruches zu erledigen, wenn trotz der Behandlung noch erhebliche Beschwerden übrig geblieben waren, wie es z. B. in manchen Fällen von „Kriegserbrechen" oder auch bei anderen Patienten der Fall war, welche bei ihrem Eintritt in den Dienst völlig gesund waren, aber bei ihrer Entlassung aus dem Lazarett erhebliche unzweifelhaft ihre Erwerbsfähigkeit herabsetzende Störungen aufwiesen. In solchen Fällen gingen wir von Fall zu Fall verschieden vor und nahmen wir eine Dienstbeschädigung dann an, wenn uns die Gesundheitsstörung eine erhebliche zu sein schien und wenn wir trotz genauer Nachforschung keinen Anhaltspunkt für eine konstitutiouelle Anlage oder für das Vorhandensein von früheren ähnlichen Störungen ausfindig machen konnten, Lag aber in dem betreffenden Falle eine Belastung vor, welche auf die Wirksamkeit endogener Momente hinwies, so nahmen wir Dienstbeschädigung nur dann an, wenn nach unserer Ueberzeugung die dem Kriegsdienst eigentümlichen Verhältnisse in wesentlicher Weise bei der Entstehung der bei der Entlassung des Patienten noch vorhandenen Krankheitserscheinungen gewirkt hatten und auch nur dann, wenn die vorhandenen Krankheitserscheinungen gleichzeitig für den Patienten etwas Neues, noch nicht Erlebtes darstellten und wenn diesen Erscheinungen nach allgemein ärztlicher Erfahrung gleichzeitig auch noch eine gewisse Dauerhaftigkeit zugesprochen werden durfte. In Fällen solcher Art nahmen wir Dienstbeschädigung in der Regel auch nur für die „ausgelösten" Krankheitserscheinungen an (s. voriges Kapitel) und auch nur dann, wenn die Betreffenden längere Zeit, d. h. mindestens 4—6 Wochen in den Militärdienst eingestellt waren. Eine Kriegsdienstbeschädigung nahmen wir bei Patienten, die nicht im Kriegsgebiet waren, nur ausnahmsweise und zwar nur dann an, wenn die Verhältnisse im Sinne der militärischen Fragestellung ganz durchsichtig waren. Nur selten hatten wir Anlaß, einen beträchtlichen Grad von Erwerbsbeschränkung anzuerkennen. Hatten wir aber eine Erwerbsbeschränkung angenommen, so legten wir mit Rücksicht auf den den Neurosen eigenen, oft raschen Wechsel der Erscheinungen auf baldige Nachuntersuchung großen Wert.

Bei der Beurteilung der Wirkungen der „Begleitneurosen" sind wir bei unserer Betrachtung selbstverständlich in erster Linie von der Grundkrankheit ausgegangen. Meist handelte es sich in solchen Fällen um Magengeschwüre. Wir hatten aber auch einige Fälle zu begutachten, in welchen die Frage zu erörtern war, ob nicht im Laufe einer schweren Neurose bzw. einer konstitutionellen Asthenie und im Zusammenhang mit dieser ein Magengeschwür entstanden war (siehe weiter oben).

## B. Organische Magenerkrankungen.

Unter den organischen Erkrankungen des Magens beanspruchen vom praktischen Standpunkte das größte Interesse

### a) Das Magengeschwür und seine Folgezustände.

Ganz allgemein hat sich das Magengeschwür vom differential-diagnostischen Standpunkt für die Frage der Begutachtung, insbesondere der militärischen Begutachtung als die wichtigste Magenerkrankung erwiesen. Dies haben wir schon aus den vorausgegangenen Kapiteln erfahren, aus welchen wir ersehen haben, wie häufig gerade das Magengeschwür und seine Folgezustände differential-diagnostisch in Frage kamen.

## 1. Allgemeine Pathologie.

Wir setzen in dem vorliegenden Zusammenhange dem Magengeschwür das Duodenalgeschwür gleich, da dieses nicht nur in seinem Symptomenkomplex, sondern ganz allgemein vom Standpunkt der praktischen Begutachtung engste Berührungspunkte mit dem Magengeschwür besitzt. Schon vor 5 Jahren habe ich[1]) gegen die Abgrenzung des Duodenalgeschwürs vom Magengeschwür, so wie sie damals von chirurgischer Seite gefordert wurde, Einwände geltend gemacht und vorgeschlagen, für die klinische Betrachtung die pylorus-nahen — und zwar sowohl die diesseits als jenseits des Pförtners gelegenen — Geschwüre unter dem Namen des Ulcus „parapyloricum" den anderen Magengeschwüren gegenüberzustellen. Auch K. Faber[2]) hat einer gleichen Auffassung Ausdruck gegeben und für dieselbe Gruppe von Fällen den von Soupault[3]) stammenden Namen des Ulcus „juxtapyloricum" empfohlen. Unter den Geschwüren des Magens nimmt das Ulcus „parapyloricum" übrigens auch insofern eine besondere Stellung ein, als seine Symptomatologie eine so gut ausgebaute ist, daß die Erkennung des Ulcus parapyloricum in ausgesprochenen Fällen leichter möglich ist, als dies bei pylorusfernen Geschwüren vielfach der Fall ist.

Ganz allgemein haben unsere Lazaretterfahrungen aufs neue gezeigt, wie lückenhaft in vielen Fällen der Unterbau für die Geschwürsdiagnostik ist, falls nicht das — übrigens genetisch auch nicht immer eindeutige (s. später) — Symptom der Blutung vorhanden ist. Freilich zeigt die Art und Weise, wie die verschiedenen Aerzte den klinischen Begriff des Magengeschwürs handhaben, bei den einzelnen Beurteilern recht erhebliche Unterschiede. So finden wir mit Bezug auf die hier interessierenden kriegsärztlichen Zwecke z. B. bei Römheld (l. c) die Bemerkung: „Ulcus wurde, ebenso wie von Zweig und Heinsheimer, von uns nur auf Grund manifester oder wiederholt nachgewiesener okkulter Blutungen diagnostiziert." Wer aber häufig Fälle erlebt hat, die monate- und jahrelang unter der Diagnose „Magenneurose" oder

---

1) Strauß, H., Zeitschr. f. ärztl. Fortbild. 1913. Nr. 4.
2) Faber, K., Med. Klinik. 1913. No. 34.
3) Soupault, Traité des maladies de l'estomac Paris. Baillière et fils. 1906.

„funktionelle Hyperazidität" gingen und die dann plötzlich wie durch einen Blitz aus heiterem Himmel von einer schweren Blutung überrascht wurden, wird die Grenzen der Geschwürsdiagnostik nicht so eng ziehen und ganz besonders hinsichtlich des Ausschlusses eines Magengeschwürs sehr vorsichtig vorgehen. Wir betrachten es deshalb als eine besonders wichtige Aufgabe, in dem vorstehenden Kapitel den Wert der einzelnen Geschwürssymptome und die Wege der Geschwürsdiagnostik eingehend zu besprechen, und halten uns hierzu auch aus dem Grunde für verpflichtet, weil wir im vorigen Kapitel, als wir die Frage der Diagnostik der Magenneurosen als eine Frage der Ausschlußdiagnostik bezeichneten, besonders das Magengeschwür im Auge hatten. So schwer es aber im gegebenen Falle sein kann, ein Ulkus auszuschließen, so schwer kann es unter Umständen in einem anderen Falle sein, ein Magengeschwür mit einem hohen Grade von Wahrscheinlichkeit zu diagnostizieren. Da es aber für viele Zwecke der Begutachtung — insbesondere der militärischen Begutachtung — ratsam sein kann, für dem Ausschluß eines Magengeschwüres Vorsicht walten zu lassen, so scheint mir ganz allgemein der Standpunkt richtig, die Diagnose des Magengeschwürs nicht auf die durch manifeste und okkulte Blutung sichergestellten Fälle zu begrenzen. Damit soll jedoch keineswegs einer freigiebigen oder gar kritiklosen Diagnostik des Magengeschwürs das Wort geredet sein, sondern im Gegenteil weitgehende Zurückhaltung verlangt werden, wenn nicht ausreichende Krankheitszeichen vorliegen. Mit Rücksicht auf die hier genannten, oft geradezu unüberwindlichen Schwierigkeiten der Differentialdiagnose habe ich deshalb schon seit Jahren den Grundsatz befolgt, neben den Fällen von „Magengeschwür" auch noch eine Gruppe von Fällen von „Geschwürsverdacht" in Betracht zu ziehen. Aus den folgenden Ausführungen wird sich ergeben, wie wir diese Begriffe zu handhaben pflegen. Wir stehen auch nicht an, offen zu bekennen, daß wir in der erheblichen Mehrzahl der Fälle mit unserer Diagnose über den Begriff „Geschwürsverdacht" nicht hinaus kamen. Denn jeder, der häufig Operationen von Geschwürspatienten beigewohnt hat, weiß recht gut, daß die Diagnose auch bei anscheinend sicher gestelltem Ulkus gelegentlich einmal unrichtig sein kann. Da aber gerade für die Zwecke der militärärztlichen Begutachtung ebenso wie auch für manche ähnlichen Zwecke ein mit einwandsfreien objektiven Befunden ausreichend begründeter „Geschwürsverdacht" in der Mehrzahl der Fälle fast zu denselben praktischen Schlußfolgerungen führt, wie die Diagnose „Magengeschwür" (s. später), so werden hierdurch praktisch die vorhandenen Schwierigkeiten für unseren besonderen Zweck wenigstens um Einiges gemildert.

So wie die Dinge zur Zeit liegen, kann die Diagnose eines Magengeschwürs mit Ausnahme von wenigen Fällen (s. später) nur unter Berücksichtigung einer Vielheit von Symptomen gestellt werden. In der Mehrzahl der Fälle ist außerdem noch eine kritische Verarbeitung dieser Symptome zu verlangen, wenn wir sie zu einer Diagnose verknüpfen wollen. Ein klinisches „Bild" kommt ja überhaupt erst dann zustande, wenn seine Einzelbestandteile nicht nur in bestimmter Weise geformt, sondern auch gruppiert sind. Besonders wichtig sind die hier ausgesprochenen Forderungen hinsichtlich der Abgrenzung der Geschwüre von den nur auf dem Nervenwege zustande gekommenen Formen von „Hyperaesthesia gastrica". Aber gerade hier liegt oft ein wunder Punkt in der Diagnostik, insofern als es eine nicht geringe Zahl von Fällen gibt, in welchen eine Unterscheidung mit objektiven Methoden gar nicht möglich ist, sondern nur der Erfahrung bzw. dem subjektiven Ermessen des einzelnen Gutachters überlassen bleibt.

Für viele Zwecke der Begutachtung, insbesondere der militärärztlichen, ist weiterhin zu berücksichtigen, daß ein Geschwür recht verschiedenartige Rückwirkungen auf den Organismus äußern kann. Der anatomische und der klinischsoziale Begriff des Geschwürs decken sich nicht immer. Es gibt tief penetrierende Geschwüre des Magens, die klinisch völlig latent verlaufen können, und es gibt geringfügige, auf einen engen Raum begrenzte Katarrhe, die zu den quälendsten Schmerzzuständen Anlaß geben können. Stadium, d. h. offener oder vernarbter Zustand, Sitz und Folgeerscheinungen eines Geschwüres können den Grad der subjektiven Belästigung und damit den Grad der körperlichen Leistungsfähigkeit des Patienten in sehr verschiedenem Grade beeinflussen. Infolgedessen reicht für unseren Zweck das Schlagwort „Geschwür" nicht immer aus, sondern es ist eine Betrachtung des Einzelfalles hinsichtlich der Rückwirkung des Geschwüres auf die körperliche Leistungsfähigkeit des Trägers eines Geschwüres in weitem Umfange notwendig. Stellt man aber den letzteren Gesichtspunkt in den Vordergrund, so gewinnen für unsere besonderen Zwecke auch lokalisierte Katarrhe, welche ein ulkusähnliches Krankheitsbild erzeugen, ein gleiches praktisches Interesse wie die Geschwüre selbst und es gilt ein gleiches auch für solche ulkusähnlichen Krankheitsbilder, welche als Fernwirkung extraventrikulärer Erkrankungen (Gallenblasenentzündung, Dickdarmkatarrhe u. ähnl.) entstanden sind. Grundsätzlich wichtig ist aber auf alle Fälle, daß die Unterlagen, welche uns zu dem Urteil „Geschwürsverdacht" oder „Geschwürähnliches Krankheitsbild" veranlassen, einwandsfrei sichergestellt sind, so daß sie auch einer scharfen Kritik Stand halten können.

Aus dem Gesagten ergibt sich schon die zwingende Notwendigkeit, jeden einzelnen Fall möglichst ausgiebig zu untersuchen, um wenigstens die Gelegenheit zur Gewinnung möglichst zahlreicher der Diagnose dienstbar zu machender Befunde zu schaffen. Größte Gründlichkeit ist aber nicht bloß für die Erhebung der objektiven Befunde, sondern auch für die Aufnahme der Anamnese unerläßlich. Kann doch der Weg, auf welchem die Diagnose Magen- bzw. Duodenalgeschwür zustande kommt, in den einzelnen Fällen recht verschieden sein. Eine möglichst ausgiebige Beschaffung von diagnostisch verwertbaren Anhaltspunkten ist besonders für die atypischen Fälle notwendig, weil bei diesen nur das Gesamtbild für die Diagnose entscheidend ist. Dieses Bild wird stets um so deutlicher, je mehr im Bild eines Geschwürs gewohnte Einzelzüge im konkreten Falle getroffen werden. Dabei ist die Bedeutung der sogenannten „klinischen" Zeichen durch die neueren Untersuchungsmethoden keineswegs geschmälert, sondern im Zusammenhang mit den Ergebnissen der sogenannten exakten Untersuchungsmethoden eher noch gestärkt worden, weil zahlreiche Angaben des Patienten ihren diagnostischen Wert erst im Lichte der erhobenen objektiven Befunde gewinnen. Letzteres gilt auch bezüglich zahlreicher Feststellungen, bei deren Erhebung wir mehr oder weniger auf die Mitwirkung der Patienten angewiesen sind. Sind wir doch z. B. auch bei der Verwertung von Druckpunkten und auch bei der Beurteilung des Ergebnisses einer diagnostischen „Probekur" in hohem Grade von den Angaben, d. h. von der Wahrheitsliebe des Patienten abhängig.

Ueber die Bewertung der Ergebnisse der einzelnen Untersuchungsmethoden werden wir uns bei der Besprechung der Einzelbefunde äußern. Bezüglich der Beurteilung der einzelnen Krankheitsbilder möchten wir aber vorausschicken, daß wir auf dem vorliegenden Gebiete mehr und mehr gelernt haben, bestimmte Typen zu unterscheiden. Es sei hier nur an das Ulcus penetrans und an die symptomatologisch wohl charakterisierte Gruppe des „Ulcus pylorospasticum" erinnert, dessen klinisches Bild in vielen Fällen mit demjenigen des „Ulcus parapyloricum" zusammenfällt. Nimmt man noch hinzu, daß, wie schon angedeutet wurde, die blutenden Geschwüre von den nicht blutenden Geschwüren und die Geschwüre im engeren Sinnne von ihren Folgezuständen, wie den Stenosen, perigastritischen Prozessen u. A., zu unterscheiden sind, so ergibt sich auch hieraus, daß für unseren Zweck die Schlagwortdiagnose „Magengeschwür" nicht ausreicht, sondern daß zur Beurteilung von Begutachtungsfragen in der Mehrzahl der Fälle noch weitergehende Feststellungen notwendig waren.

$\alpha$) Häufigkeit der Magengeschwüre.

Die Fälle von Magengeschwür waren in unserem Beobachtungsmaterial ziemlich zahlreich vertreten.

Nach einer Zusammenstellung des ordinierenden Arztes, Herrn Dr. W. Rosendorff, dem ich für seine liebenswürdige Mitwirkung auch für die Gewinnung der später noch zu erwähnenden tabellarischen Uebersichten zu lebhaftestem Dank verpflichtet bin, befanden sich unter 1000 in den vergangenen 2 Jahren aufgenommenen Fällen (von diesen Fällen betrafen nur etwa 30 Fälle andere als Verdauungskrankheiten) unter Einrechnung der Fälle von Narbenstenose

218 Fälle von Magen- bzw. Duodenalgeschwür und
140 Fälle von Geschwürsverdacht,

welch' letztere aber bei den folgenden Betrachtungen nicht mit berücksichtigt werden sollen. Wir bemerken dabei, daß wir von Magen- und Duodenalgeschwüren nur dann gesprochen haben, wenn neben einer charakteristischen Anamnese auch eine Mehrzahl von objektiven Befunden vorlag, welche auf ein Geschwür hinwiesen (s. später). Mit einem einzigen objektiven Befund begnügten wir uns nur dann, wenn neben charakteristischen Angaben des Patienten ein beweisender Röntgenbefund, wie z. B. eine Nische oder eine Penetrationshöhle oder eine einwandfrei festgestellte Blutung vorlag. In Fällen, in welchen die Angaben der Patienten zwar für Magen- oder Duodenalgeschwür sprachen, aber ein diese Angaben stützender Befund fehlte, sprachen wir nur von „Geschwürsverdacht". Bei dieser durch die Not gebotenen Unterscheidung der Fälle sind wir uns zwar bewußt, daß vielleicht mancher Fall zu Unrecht als Magengeschwür rubriziert worden ist, doch dürfte, wie sich aus späteren Erörterungen über Blutbefunde im Stuhl ergeben wird, die Zahl dieser Fälle nicht übermäßig groß und jedenfalls nicht so groß sein, daß sie geeignet wäre, unsere Schlußfolgerungen nach der grundsätzlichen Seite hin zu ändern.

Die hier genannte Zahl, die etwa $^1/_5$ unseres Materials ausmacht, ist erheblich größer als die Zahlen von Zweig und von

Römheld (6—7 v. H.), welche letztere allerdings nur die durch Blut-befund sichergestellten Geschwüre in ihre Zusammenstellung auf-genommen haben. Auch Crämer[1]) fand unter nicht ganz 400 Fällen nur 30 Fälle von Magen- oder Duodenalgeschwür, bemerkt aber, und zwar, wie wir glauben, mit vollem Recht, daß unter seinen Fällen von chronischer Gastritis auch noch mancher Geschwürsfall gewesen sein mag. Aus der von uns festgestellten Zahl wollen wir jedoch keine allgemeinen Schlüsse über die Häufigkeit des Geschwürs bei den Heeresangehörigen und über die Beziehungen des Krieges zur Ent-stehung bzw. zum Manifestwerden von Magengeschwüren ziehen. Denn da das Sonderlazarett, aus welchem unsere Erfahrungen stammen, einerseits als Beobachtungsstation, andererseits als Be-handlungsstation für solche Fälle diente, welche an anderen Stellen nicht entsprechend untersucht und behandelt werden konnten, so floß ihm ein besonders reichlicher Strom von „Schmerzfällen" klarer und noch häufiger unklarer Herkunft zu. Wenn wir ferner noch erwägen, daß eine ziemlich große Zahl unserer Fälle schon direkt oder kurz nach der Einstellung zur Untersuchung gelangt ist, so müssen wir als Eindruck wiedergeben, daß die Zahl der Fälle von Magen-geschwür in der Armee nicht auffällig groß war. Zu einem solchen Urteil müssen wir wenigstens gelangen, wenn wir bedenken, welch großen Schwierigkeiten die Ernährung im Felde begegnet ist und wie sehr dieselbe sich in Form und Inhalt von derjenigen Nahrung unterschied, an welche zahlreiche Heeresangehörige im Frieden gewöhnt waren, und wenn wir dabei noch gleichzeitig be-rücksichtigen, daß Magengeschwüre, wie es scheint, in der Kriegs-zeit an sich häufiger in die Erscheinung getreten sind, als im Frieden.

Auch ich bin zu der Auffassung gelangt, daß die Zahl der Geschwürskranken während des Krieges zugenommen hat, wie es Best[2]), L. Kuttner[3]) u. a. an-geben, und stütze mich hierbei vor allem auf ein Beobachtungsmaterial an Ge-sunden. Denn ich hatte bei der etwa 80 Köpfe betragenden Schwesternschaft unseres Krankenhauses in Friedenszeiten nur ganz selten Anlaß, eine Behandlung wegen Magengeschwürs einzuleiten, während ich in den letzten 2 Jahren etwa ein Dutzend von Erkrankungen zu beobachten Gelegenheit hatte, die als Magengeschwür zu deuten oder wenigstens in diesem Sinne sehr verdächtig waren.

### β) Einflüsse des Alters.

Bei unseren 218 Fällen von Geschwür waren die jüngeren Jahrgänge weniger zahlreich vertreten, als die reiferen. Denn es entfielen auf die Altersgruppen:

1) Crämer, Münch. med. Wochenschr. 1917. Nr. 34.
2) Best, Arch. f. Verdauungskrankh. 1916. Bd. 22.
3) Kuttner, Deutsche med. Wochenschr. 1918.

<pre>
Unter 20 Jahren . . . . . . . . . . .   1 Fall
Zwischen 20 und 30 Jahren . . . . . .  51 Fälle
    „   30  „  40   „   . . . . . . .  98  „
Ueber 40 Jahre . . . . . . . . . . .   68  „
</pre>

Das schon weiter oben erwähnte Ueberwiegen der älteren Jahrgänge fällt besonders auf, wenn man sich erinnert, daß eine so ausgesprochene Bevorzugung der Jahrgänge jenseits des 30. und 40. Lebensjahres hinsichtlich der Erkrankung an Magengeschwür in der Friedensbeobachtung nicht in gleichem Grade zutage trat.

So ergiebt sich beispielsweise aus einer aus Obduktionen gewonnenen Tabelle von Rütimeyer[1]) für die Verteilung auf die verschiedenen Jahrgänge:

|  | männlich | weiblich |
|---|---|---|
| Unter 20 Jahren . . . . . . . . | 3 | 1 |
| Zwischen 20 und 30 Jahren . . . | 2 | 2 |
| „ 30 „ 40 „ . . . | 3 | 7 |
| „ 40 „ 50 „ . . . | 8 | 6 |

Aus einer eigenen, sich auf klinische Beobachtungen gründenden Statistik ergiebt sich[2]):

|  | Männer | Frauen | Gesamtzahl |
|---|---|---|---|
| Unter 20 Jahren . . . . | 1 | 6 | 7 |
| 20—29 Jahre . . . . . | 20 | 20 | 40 |
| 30—39 „ . . . . . | 10 | 12 | 22 |
| 40—49 „ . . . . . | 8 | 4 | 12 |
|  | 39 | 42 | 81 |

Wirsing gibt folgende Zahlen an[3]):

| Lebensalter | Frauen | Männer | Gesamtsumme |
|---|---|---|---|
| 10.—15. Jahr . . . . | 5 | 0 | 5 |
| 15.—20. „ . . . . | 77 | 3 | 80 |
| 20.—25. „ . . . . | 99 | 13 | 112 |
| 25.—30. „ . . . . | 44 | 12 | 56 |
| 30.—35. „ . . . . | 29 | 7 | 36 |
| 35.—40. „ . . . . | 8 | 8 | 16 |
| 40.—45. „ . . . . | 8 | 1 | 9 |
| 45.—50. „ . . . . | 3 | 0 | 3 |
|  | 273 | 44 | 317 |

Vielleicht erklärt sich unsere Beobachtung wenigstens zum Teil daraus, daß sich unter unseren Fällen ziemlich viel Ulcera duodeni bzw. parapylorica befanden, indem die Erfahrung lehrt, daß das Ulcus duodeni bzw. parapyloricum häufiger als das pylorusferne Geschwür bei reiferen Jahrgängen vorzukommen pflegt. Vgl. die Statistiken von Moynihan[4]) und Melchior[5]):

<hr>

1) Rütimeyer, Ueber geographische Verbreitung und Diagnose des Ulcus ventriculi. Wiesbaden 1906. Bergmann.

2) Strauß, H., Intern. Beitr. z. Pathol. u. Ther. d. Ernährungsstörungen. 1910. Bd. 1. S. 171.

3) Wirsing, Arch. f. Verdauungskrankh. Bd. 11. S. 199.

4) Moynihan, Duodenal ulcer. Philadelphia and London 1910. Saunders, 2. Aufl. Deutsch v. Kreuzfuchs. Dresden und Leipzig 1913.

5) Melchior, Die Chirurgie des Duodenum. Stuttgart 1917. Encke. 142 Ss.

| Alter | Moynihan | Melchior |
|---|---|---|
| 11—20 Jahre . . . . . | 3 | 18 |
| 21—30 „ . . . . . | 37 | 141 |
| 31—40 „ . . . . . | 56 | 126 |
| 41—50 „ . . . . . | 45 | 98 |
| | 141 | 383 |

Ein Gleiches ergibt sich auch aus Statistiken, welche Schrijver[1]) erwähnt:

| Alter | Kraus 1865 | Chvostek 1883 | Oppenheimer 1891 |
|---|---|---|---|
| 0—10 Jahre . . . . | 1 | 4 | 15 |
| 11—20 „ . . . . | 5 | 4 | 3 |
| 21—30 „ . . . . | 7 | 6 | 8 |
| 31—40 „ . . . . | 12 | 9 | 16 |
| 41—50 „ . . . . | 9 | 2 | 12 |
| | 34 | 25 | 54 |

Nach den hier erwähnten Beobachtungen haben wir den Eindruck gewonnen, als ob die älteren Jahrgänge, soweit sie bereits Träger eines Geschwürs oder einer Disposition zu einem Geschwür waren, den durch die Kriegsverhältnisse bedingten Schädigungen der Magenwand einen geringeren Widerstand entgegenbrachten, als dies bei den jüngeren Jahrgängen der Fall war. Wir fassen dabei unter dem Begriff „Kriegsverhältnisse" nicht bloß die dem Militärdienst eigentümlichen Einwirkungen, sondern auch die durch die Kriegseinflüsse erzeugten allgemeinen Aenderungen der Ernährung ins Auge, da ja, wie bereits erwähnt wurde, während des Krieges auch bei Zivilpersonen häufiger Geschwürsbeschwerden in die Erscheinung traten, als in der Friedenszeit (siehe weiter oben), und stützen uns bei einer solchen Auffassung auch auf die Feststellung, daß, wie wir alsbald sehen werden, die überwiegende Mehrzahl unserer Fälle schon vor der Einstellung in den Heeresdienst Erscheinungen gezeigt hat, welche auf Geschwürsbildung verdächtig waren.

Nur bei 40 Patienten, d. h. in fast $^1/_5$ der Fälle, traten die ersten Erscheinungen während des Militärdienstes zutage. 170 mal, d. h. in mehr als $^4/_5$ der Fälle, bestand das Leiden schon vor Kriegsbeginn, und zwar:

| Seit Kindheit . . . . . . . | 11 mal |
|---|---|
| „ 20—30 Jahren . . . . | 9 „ |
| „ 15—20 „ . . . . | 18 „ |
| „ 10—15 „ . . . . | 24 „ |
| „ 10 Jahren . . . . . . | 10 „ |
| „ 9 „ . . . . . . | 9 „ |
| „ 8 „ . . . . . . | 12 „ |

<hr>

1) Schrijver, Das Ulcus duodeni. Berlin 1914. Karger. S. 38.

<pre>
       Seit  7 Jahren . . . . . . . 16 mal
         "    6    "   . . . . . . . 12  "
         "    5    "   . . . . . . .  8  "
  kürzere Zeit als 5 Jahre  . . . . . . . 49  "
</pre>

Die vorliegenden Zahlen bestätigen nicht nur von neuem die außerordentliche Chronizität der Mehrzahl der Fälle von Magengeschwür, sondern zeigen auch deutlich, daß in der weitaus überwiegenden Mehrzahl der zur Beobachtung gelangten Fälle, d. h. in mehr als $^4/_5$ derselben, das Leiden schon vor dem Kriege bestanden hat. Auch von den 40 Patienten, bei welchen die ersten Krankheitszeichen erst während des Militärdienstes in die Erscheinung getreten waren, hatten 17 nur Garnisondienst geleistet, und lassen infolgedessen vermuten, daß sie schon vorher nicht im Besitz voller körperlicher Leistungsfähigkeit gewesen sein dürften. Außerdem halte ich die Zahl von 40 Patienten noch für zu hoch gegriffen, da wohl mancher Patient geringfügige frühere Krankheitserscheinungen übersehen haben mochte oder zum Zwecke einer Rentengewinnung ein Interesse daran hatte, solche zu verschweigen.

### $\gamma$) **Einflüsse des Militärdienstes.**

Hinsichtlich des Zivilberufes verteilten sich die 218 Fälle auf folgende Gruppen:

<pre>
       Handwerker . . . . . . . . 90
       Kaufleute  . . . . . . . . 40
       Gelernte Arbeiter . . . . . 29
       Landwirte  . . . . . . . . 21
       Gastwirte  . . . . . . . .  6
       Verschiedene . . . . . . . 32
</pre>

Die hier mitgeteilten Zahlen regen zu einer besonderen Betrachtung derjenigen Fälle an, bei welchen während des Heeresdienstes eine spezielle Ursache für die Entstehung des Leidens zu ermitteln war. Hier ist zu bemerken, daß von der überwiegenden Mehrzahl der Fälle die Entwicklung des Leidens auf die allgemeinen mit dem Dienst verbundenen Einwirkungen zurückgeführt wurde, und daß nur in wenigen Fällen besondere Ursachen für die Entstehung des Leidens verantwortlich gemacht wurden. So wurde in mehreren Fällen direkt die grobe Kost beschuldigt, in je einem Falle wurde die Entstehung des Leidens auf eine Ruhr — auch Best (l. c.) erwähnt eine ähnliche Beobachtung — und auf einen Typhus zurückgeführt. 6 mal wurde eine traumatische Ursache angegeben. 3 mal wurde dabei eine Verschüttung, 1 mal ein Sturz in einen Graben, 1 mal eine Quetschung durch Herabstürzen eines Balkens mit Verletzung des Unterleibes, 1 mal eine Verletzung durch einen Bajonettstich namhaft gemacht.

Da die Fälle von Magengeschwür infolge von Verschüttung und von äußerer Gewalteinwirkung = „Kontusionsgeschwüre" ganz allgemein für Fragen der Unfallsbegutachtung ein besonderes Interesse besitzen, so seien die betreffenden Beobachtungen hier im Auszuge mitgeteilt.

I. Fälle von Verschüttung.

1. Der Ersatzreservist W. Sch., 29 Jahre alt, am 3. 1. 1917 aufgenommen, litt in der Kindheit an Diphtherie und machte vor 5 sowie vor 4 Jahren eine Bruchoperation durch. Im April 1915 wurde er in einem Unterstand verschüttet. Ein paar Tage nachher traten heftige Schmerzen in der Magengegend sowie Durchfälle auf, auch soll der Bruch wieder ausgetreten sein. Bei der Verschüttung erlitt Pat. auch noch eine Quetschung am linken Knöchel. Am 29. 4. 1915 kam er in das Kriegslazarett S. und wurde am 24. 6. als felddienstfähig entlassen. Auf dem Transport nach Galizien bekam er aber Erbrechen und heftige Magenschmerzen, so daß er am 24. 7. in das Vereinslazarett D. kam. Nach 2 monatiger Behandlung daselbst wurde er als a. v. zum Ersatztruppenteil entlassen. Er machte daselbst leichten Kammerdienst und wurde außerhalb der Menage verpflegt. Nachdem ihm die Selbstverpflegung wieder entzogen worden war, traten von neuem Magendruck und Erbrechen auf, so daß er sich wieder krank melden mußte. Nach erneuter Lazarettbehandlung als g. v. entlassen, machte er wieder leichten Dienst, doch traten im Mai 1916 wieder dieselben Magenbeschwerden auf. Nach wieder durchgeführter Lazarettbehandlung wurde er zum Wachtdienst verwandt, doch traten, wie er glaubt, infolge des Kommißbrotes und des Koppeltragens bald wieder die alten Beschwerden auf, so daß er einer Spezialbehandlung überwiesen wurde. Patient gibt mit Bestimmtheit an, daß er vor dem Kriege magengesund war, und daß sich sein Leiden im Anschluß an die Quetschung im Unterstand entwickelt habe. Seine jetzigen Klagen sind: Saures Aufstoßen, Kopfschmerzen, Magenbeschwerden nach Kommißbrot, Kohl und Kartoffeln. Die Magenbeschwerden sollen besonders eine Stunde nach dem Essen, aber auch nachts auftreten. Der Stuhlgang sei verstopft, und es soll im Laufe der Zeit eine Gewichtsabnahme von etwa 40 Pfund erfolgt sein.

Der objektive Befund ergibt einen kräftig gebauten Mann mit ausreichendem Fettpolster und mäßig guter Färbung von Haut und Schleimhäuten. An der linken Leistengegend sind zwei Operationsnarben zu sehen. Die Zunge ist belegt, die Zähne sind gut erhalten. Die Thoraxorgane zeigen keinen auffälligen Befund. Der Leib ist überall weich, die ganze Magengrube ist mäßig empfindlich. Leber und Milz sind nicht vergrößert. Es ist eine pulsierende Bauchaorta zu fühlen. Der Mageninhalt beträgt nach Probefrühstück 85 ccm, Schichtungsquotient 35/85, freie Salzsäure 20, Gesamtsäure 30, Blutreaktion positiv, reichlicher Schleimgehalt. Die Patellarreflexe sind erhöht, es besteht etwas Lidflattern. Der Urin zeigt keinen auffälligen Befund.

Während der klinischen Beobachtung ergibt die Untersuchung auf okkultes Blut mehrmals ein positives Resultat. Die am 23. 1. 1917 vorgenommene Röntgenuntersuchung (Dr. Schütze) ergibt:

Magen mit gutem Tonus, etwas Trichterform (oben breit, unten schmal), mit sehr geringer Hubhöhe und etwas nach rechts verzogener pylorischer Gegend. Peristaltik gering, dabei mittelstarke Entleerung, auch bei Druck auf den Pylorus nur schwer etwas auszudrücken. Erster Duodenalteil ziemlich steil ansteigend, meist stärker gefüllt, sonst Duodenalpassage frei, doch Stauung im oberen Jejunum. Schmerzpunkt am unteren Ende der kleinen Kurvatur. Nach $1\frac{1}{2}$ Stunden noch etwa $\frac{1}{2}$ Rest im Magen, Eigenentleerung gering, Druckentleerung gelingt unschwer. Duodenalpassage gering verzögert. Uebriger Brei im unteren Ileum. Nach 4 Stunden noch $\frac{1}{4}$ Rest.

Epikrise: Im vorliegenden Fall darf mit hoher Wahrscheinlichkeit, wenn auch nicht mit absoluter Sicherheit, ein Magengeschwür angenommen werden. Dasselbe ist mit einer funktionellen Neurose kompliziert. Die ersten klinischen Erscheinungen erfolgten einige Tage nach einer Quetschung des Leibes.

2. Der Musketier B. D., 22 Jahre alt, am 22. 10. 1917 aufgenommen, wurde
am 21. 8. 1914 eingezogen. Er litt als Kind an Diphtherie und Scharlach, war aber
sonst bis zur Einziehung gesund, insbesondere nie magenkrank. Auch während
seiner Ausbildung beim Militär war er immer gesund. Im Felde erlitt er mehrfache Verwundungen, und war dann auch wegen allgemeiner Erregbarkeit im
Vereinslazarett der Stadt Berlin. Nachdem er sich wieder freiwillig ins Feld ge-
meldet hatte, wurde er im Juli 1916 verschüttet, wobei er bis zur Brust mit
Erdmassen zugedeckt wurde. Er half sich allein heraus und klagte sofort über
Magenschmerzen. Dieselben waren während und nach dem Essen vorhanden.
Er meldete sich sofort krank, kam in ein Kriegslazarett und später wieder nach
dem westlichen Kriegsschauplatz. Dort wurden die Magenschmerzen durch grobe
Kost wieder heftiger, es trat Erbrechen auf, und Patient litt unter ständigem
Magendruck. Wegen dieser Beschwerden war er in der Zwischenzeit in mehreren
Lazaretten. In einem derselben, im Kriegslazarett Sch., erbrach er am 12. 9. 1917
ungefähr $1/2$ bis $3/4$ Liter Blut, das mit Speiseteilen untermischt war. Dieses
Bluterbrechen soll auch vom Arzt festgestellt worden sein. Jetzt klagt Patient
über Magendruck nach dem Essen, sowie über Schmerzen unterhalb des Rippen-
bogens 2—3 Stunden nach dem Essen und über ständiges Aufstoßen. Die Be-
schwerden treten besonders nach Kommißbrot, Kohl, Erbsen, Stückkartoffeln und
Fleisch auf. Sie sollen einen krampfartigen Charakter besitzen. Außerdem klagt
Patient über allgemeine nervöse Erregbarkeit.

Der objektive Befund ergibt einen mittelkräftig gebauten Mann mit etwas
verringertem Fettpolster. Haut und sichtbare Schleimhäute sind mäßig gut durchblutet. Die Schilddrüse ist leicht vergrößert. Es besteht geringes Lidflattern und
Zittern der ausgestreckten Hände, sowie Erhöhung der Kniesehnenzeichen. Die
Zunge ist nicht belegt, die Zähne sind gut. Die Untersuchung der Brustorgane
ergibt nichts Auffälliges. Der Leib ist leicht aufgetrieben, es besteht eine Druckempfindlichkeit links unterhalb des Magens. Leber und Milz sind nicht vergrößert.
Der Mageninhalt ergibt nach Probefrühstück bei den einzelnen Untersuchungen
wechselnde Werte, keine gesteigerte Inhaltsmenge. Bei der ersten Untersuchung
ist Schichtungsquotient 25/80, freie Salzsäure 50, Gesamtsäure 70. Bei den
folgenden Untersuchungen ergaben sich mittlere Werte. Der Urin zeigt nichts Auffälliges. Mehrfache Untersuchungen des Stuhles nach fleischfreier Diät ergaben
einen schwach positiven Ausfall der Benzidinreaktion. Die Röntgenuntersuchung am 3. 11. 1917 (Dr. Schütze) ergab:

Tonus gut. Magen meist schmal Antrumgegend schmal. Hier setzt früh
Peristaltik ein und dabei ist die Entleerung aus dem Pylorus nur in feinem Strahl
möglich, später auch mäßige Korpusperistaltik. Geringe Zähnelung der großen
Kurvatur. Im Bulbus duodeni sammelt sich eine mittelstarke Portion an, ehe er sich
in den hochziehenden ersten Duodenalteil entleert. Von dort im Anfang und im zweiten
Duodenalteil etwas verzögerte, später ziemlich freie Passage. Schmerzpunkte im
Epigastrium und unterhalb dieser Gegend. Nach $1^{1}/_{4}$ Stunde: Magen mit geringem
Rest, geringer Peristaltik und Entleerung. Auf Druck entleert sich eine geringe
Menge. Bulbus duodeni nicht leicht zu entleeren, sonstige Duodenalpassage frei.
Uebriger Brei im Ileum.

Epikrise: Auf Grund des Blutbrechens, des Röntgenbefundes und des
klinischen Bildes darf hier mit hoher Wahrscheinlichkeit ein Magengeschwür angenommen werden. Dasselbe hat sich bei dem bisher gesunden Patienten direkt
im Anschluß an die Verschüttung entwickelt.

3. Der Grenadier W. Sch., 36 Jahre alt, am 28. 10. aufgenommen, war in
der Kindheit stets gesund, hat aber vor 4 Jahren eine Diphtherie durchgemacht.
Er trat im Jahre 1914 als Kriegsfreiwilliger ein. Er war bisher wegen eines Ober-
schenkelschusses und eines geschwollenen Knies in Lazarettbehandlung. Ende
Januar 1916 litt er vorübergehend an einer Magenstörung und bekam infolgedessen
leichten Dienst. Nachdem er wieder Frontdienst gemacht hatte, wurde er am
29. 7. beim Einschlagen einer Granate verschüttet. Er hatte gleich
nach der Verschüttung das Gefühl, als ob im Oberleib innerlich
etwas zerrissen wäre, und der Arzt stellte eine Quetschung der
Rippen und der Brustmuskeln fest. Er war danach in verschiedenen
Lazaretten in Behandlung. Am 8. 10. soll eine Magenblutung erfolgt sein.
Patient gibt an, daß er dabei ohnmächtig wurde und sehr viel Blut verlor. Auch

soll der Stuhl nach der Blutung 8 Tage lang wie Pech ausgesehen haben. Patient will gegenüber früher 45 Pfund an Gewicht verloren haben.

Bei der objektiven Untersuchung ergibt sich ein mittelkräftig gebauter Mann, der sehr matt und schlaff ist und ein geringes Fettpolster darbietet. Die Haut und die sichtbaren Schleimhäute sind mäßig stark durchblutet. Die Zunge ist nicht belegt. Die Zähne sind schlecht, Patient trägt am Oberkiefer ein künstliches Gebiß. Die Untersuchung der Brustorgane ergibt außer starker Pulsbeschleunigung nichts Auffallendes. Der Leib ist in den oberen Partien stark aufgetrieben, und zwar in der linken Hälfte mehr als in der rechten. Es besteht eine starke Druckempfindlichkeit in der Gegend zwischen Nabel und linkem Rippenbogen. Es ist aber die ganze Magengegend auf Druck empfindlich. Auch links unterhalb des Nabels besteht eine Empfindlichkeit, ebenso ist ein dorsaler Druckpunkt links festzustellen. Der Mageninhalt nach Probefrühstück zeigt einen Schichtungsquotienten von 20/60, freie Salzsäure 12, Gesamtsäure 24. Die Untersuchung des Stuhles auf okkulte Blutungen gibt häufig einen positiven Befund. Die Röntgenuntersuchung vom 15. 11. 1916 ergibt (Dr. Schütze):

Magen mit gutem Tonus, normaler Füllung, etwas nach rechts verzogenem Pylorus, ohne besondere Hubhöhe. Etwas Zähnelung der großen Kurvatur. Peristaltik und Entleerung gering. Bulbus duodeni und erster Duodenalabschnitt, der steil ansteigt, sind längere Zeit stärker gefüllt. Es gelingt nicht, auf Druck etwas auszudrücken. In der pylorischen Gegend Druckschmerz, subjektiv Schmerzen links nach unten neben der großen Kurvatur. Stärkere Gasfüllung des Kolons. Nach 2 Stunden: Magen stark tonisch kontrahiert, mit etwa $1/3$ Rest Inhalt, Brei steht im schmalen Magen bis obenhin. Peristaltik stark. Entleerungen mäßig. Auffallend viel Brei findet sich im oberen Jejunum.

Epikrise: In dem vorliegenden Fall ist zwar von einer vorausgegangenen Magenstörung, $1^1/_2$ Jahr bevor die Verschüttung stattfand, die Rede, doch hat Patient in der Zwischenzeit wieder Frontdienst getan und hat sich der gesamte Symptomenkomplex, der durch Blutabgänge und durch den Röntgenbefund in hohem Grade auf ein Magengeschwür verdächtig ist, tatsächlich erst in direktem Anschluß an die Verschüttung entwickelt. Möglicherweise liegt ein traumatisch erzeugtes Rezidiv eines alten Magengeschwürs vor.

II. Fälle von äußerer Gewalteinwirkung auf den Leib ohne Verschüttung.

1. Der Musketier A. J., 32 Jahre alt, aufgenommen am 20. 4. 1916, wurde am 7. 4. 1915 eingezogen. Im 14. Lebensjahr litt er an einer Verbrennung im Gesicht, an den Armen und an den Beinen, sowie an einer Lungenentzündung. Im Oktober 1915 fiel dem Patienten beim Bauen von Unterständen ein Balken auf den Leib. Er konnte darnach ohne besondere Beschwerden gehen, empfand aber, als er vier Stunden später alten Kuchen aß, heftige Magenschmerzen, die zu Erbrechen führten. Als die Schmerzen und das Erbrechen sich nach dem Genuß von Speisen wiederholten, meldete er sich krank. Nach 14 Tagen erfolgte Besserung, aber nach Genuß von grober Nahrung traten wieder Schmerzen und Erbrechen auf, weshalb er in ein Lazarett geschickt wurde. Es erfolgte daselbst aber keine wesentliche Besserung. Jetzt klagt Patient über Magendruck alsbald nach dem Essen, besonders nach kalten Speisen sowie nach Brot und Kartoffeln, ferner über krampfartige Schmerzen in der Magengegend, die sofort nach dem Essen, und zwar besonders nach schwereren Speisen und nach größeren Mahlzeiten auftreten, sowie über Verstopfung, über schlechten Schlaf und Kopfschmerzen.

Der objektive Befund zeigt einen kräftig gebauten Mann, dessen Fettpolster genügend ist. Die Zähne sind gut. Die Patellarreflexe sind lebhaft. Die Untersuchung der Brustorgane ergibt nichts Auffallendes. Der Leib ist nicht aufgetrieben, es besteht eine Druckempfindlichkeit in der Mitte der Magengrube sowie rechts in der Gegend des Nabels. Ferner besteht Ileozökalgurren. Die Untersuchung des Mageninhalts nach Probefrühstück ergibt mäßig guten Verdauungsgrad, Schichtungsquotient 30/35, freie Salzsäure 35, Gesamtsäure 55. Die Untersuchung des Stuhles ergibt häufig einen negativen Blutbefund, mehrmals aber auch einen positiven Befund. Die am 26. 4. 1916 vorgenommene Röntgenuntersuchung (Dr. Schütze) ergibt:

Hochliegender, nach rechts verzogener Magen, ohne Hubhöhe. Pars cardiaca sehr viel breiter als Korpus und Antrumgegend. Sie macht den Eindruck einer Sanduhrformation. Entleerung mit stärkerer Peristaltik sehr früh und sehr reichlich. Schmerzpunkt an der kleinen Kurvatur. Auch längere Beobachtung bestätigt Sanduhrmagenformation. Wahrscheinlich Nische der kleinen Kurvatur und sehr schnelle Entleerung. Nach 2 Stunden Magen völlig leer. Pat. hat aber etwas gebrochen. Kontrastbrei im Ileum, das tief im kleinen Becken liegt. Schmerzpunkt wie vorher.

Röntgenuntersuchung vom 22. 5. 1916 (Dr. Schütze).

Es findet sich dicht unterhalb der Gegend der Magenblase eine sehr starke Abschnürung, die sich als Sanduhrformation darstellt. Mit der Zeit wird aber die Engigkeit etwas erweitert, aber ein Spasmus der großen Kurvatur bleibt bestehen. Schmerzpunkt an dieser Stelle. Eine Nische ist nicht mit Sicherheit nachzuweisen. Nach 2 Stunden ist der Magen völlig leer (Patient hat aber ziemlich stark gebrochen). Schmerzpunkt wie vorher. Uebriger Brei im Ileum.

Epikrise: Nach den beiden Röntgenbefunden und dem klinischen Bilde darf ein Magengeschwür mit einem ziemlich hohen Grade von Wahrscheinlichkeit angenommen werden. Dasselbe hat bald nach dem Unfall seine ersten Erscheinungen gemacht, dürfte aber zu der durch den Röntgenbefund nachgewiesenen Veränderung der Magenform erst allmählich geführt haben.

2. Der Militärbäcker E. B., 24 Jahre alt, aufgenommen am 16. 5. 1917, wurde am 20. 11. 1914 eingezogen. Im Jahre 1905 machte er Scharlach durch, $^1/_4$ Jahr später soll bei dem Patienten ein Magengeschwür festgestellt worden sein. Er hat damals einmal Blut gebrochen. Später konnte er aber wieder alles essen und hatte keinerlei Beschwerden. Er konnte auch alle Strapazen des Felddienstes gut vertragen. Am 8. 11. 1915 fiel er über einen Baumstamm, wobei er sich den Leib preßte. Darnach bekam er sofort Erbrechen, das seitdem mit geringen Unterbrechungen besteht. Zunächst war er in einem Kriegslazarett in Behandlung und wurde in E. am 21. 1. 1916 als geheilt entlassen. Im April 1916 trat aber wieder ohne Ursache Erbrechen auf, so daß er in der Zwischenzeit wiederholt Lazarettbehandlung aufsuchen mußte. In mehreren Lazaretten will Patient Bluterbrechen gehabt haben. Zurzeit klagt er über ständigen Magendruck, sowie über beengende Schmerzen in der oberen Bauchgegend, die auch nachts, besonders aber nach dem Essen, insbesondere nach Kohl und schweren Speisen auftreten. Der Appetit sei gut. Der Stuhl ist regelmäßig. Es sei eine Gewichtsabnahme von 20 Pfund erfolgt.

Der objektive Befund ergibt einen mäßig kräftig gebauten Mann von gering entwickelter Muskulatur und gering entwickeltem Fettpolster. Die Gesichtsfarbe ist blaß, der Gesichtsausdruck ist leidend. Es besteht Lidflattern und Zittern der ausgestreckten Hände. Die Zunge ist nicht belegt, die Zähne sind gut erhalten. Die Organe des Brustkorbes zeigen nichts Auffallendes. Der Leib ist überall weich, nicht aufgetrieben. Es besteht eine Druckempfindlichkeit zwischen Nabel und Schwertfortsatz. Leber und Milz sind nicht vergrößert. Der Mageninhaltsbefund ergibt nach Probefrühstück einen mäßig guten Verdauungsgrad, Schichtungsquotient 50/200, freie Salzsäure 20, Gesamtsäure 32, ziemlich viel Schleim. Im nüchternen Zustande finden sich 40 ccm einer hellgrünen Flüssigkeit, die 4 freie Salzsäure, Gesamtsäure 14, eine Spur von Blut und reichlichen Schleim enthält. Die Untersuchung des Stuhles auf okkultes Blut fällt nur einmal positiv aus. Es besteht aber während der ganzen klinischen Beobachtung eine große Neigung zu Erbrechen. Der Röntgenbefund vom 21. 5. 1917 (Dr. Schütze) ergibt:

Magen links etwas gekrümmt, im Anfang ohne, später mit geringer Hubhöhe. Antrumperistaltik und Entleerung setzen früh ein, bleiben mittelstark. Auch auf Druck läßt sich jedesmal aus dem Pylorus etwas entleeren. Duodenum: erster Teil sehr kurz, Bulbus zipfelförmig nach rechts unten ausgezogen, zweiter Teil im oberen Teil weiter, dann enger (ungleiches Kaliber), mit mühsamer, oft rückläufiger Passage. Schmerzpunkt zwischen Pylorus und kleiner Kurvatur. Kleine Kurvatur nicht ganz glatt (etwas gewellt), aber ohne besondere Vorsprünge. Beweglichkeit gut. Nach zwei Stunden: Etwa $^1/_8$ Rest im Magen. Peristaltik mäßig und Entleerung gering. Bulbus duodeni stärker gefüllt, läßt sich auf Druck nicht leicht entleeren. Zweiter Duodenalteil schmal mit mühsamer Passage. Uebriger Brei im unteren Ileum.

Epikrise: Patient hat zwar vor vielen Jahren schon einmal ein blutendes Magengeschwür dargeboten, sich aber in der Zwischenzeit vollkommen gesund gefühlt. Insbesondere hat er die Strapazen des Feldzuges gut ertragen. Erst seit dem Unfall traten wieder Erbrechen und andere auf ein Geschwür hinweisende Magenstörungen auf, welche sich mit großer Hartnäckigkeit erhalten haben. Auch sind nach den Angaben des Patienten mehrfach Magenblutungen erfolgt. Allmählich zeigte das Krankheitsbild jedoch in so ausgeprägter Weise die Zeichen einer übergelagerten funktionellen Neurose, daß es sich allmählich demjenigen der Kriegsvomitoren außerordentlich genähert hat.

### ð) Hereditäre und familiäre Einflüsse.

In unserem Beobachtungsmaterial haben wir nicht weniger als 70 mal, d. h. in fast $^1/_3$ der Fälle, eine erbliche oder familiäre Belastung feststellen können.

Eine erbliche Belastung lag vor: von seiten der Mutter 31 mal, davon 10 mal in Form von Karzinom, von seiten des Vaters 22 mal, davon 5 mal in Form von Magenkarzinom. 17 mal waren Eltern und Geschwister gleichzeitig magenkrank. In einem der betr. Fälle waren beide Eltern an Magenkarzinom, in einem anderen Falle an „Magenleiden" gestorben. In einer Familie waren der Vater an Magenkrebs, die Mutter an Speiseröhrenkrebs, 2 Brüder an „Krebs" gestorben und eine Schwester des Patienten war „magenleidend". In einer anderen Familie waren der Vater und 8 Geschwister an „Magenleiden" gestorben und ein Bruder hatte an Magenbluten gelitten.

Hereditäre und familiäre Faktoren verdienen also auch in dem vorliegenden Zusammenhang große Beachtung und es dürfte sich eine genauere Verfolgung solcher Familiendispositionen nicht bloß für Fragen der Diagnostik, sondern auch für Fragen der Entstehung des Magengeschwürs als lohnend erweisen. Besonders auffällig war, daß unter 70 Fällen nicht weniger als 17 mal eine Belastung mit Karzinom der Verdauungsorgane vorlag.

Jedenfalls zeigen auch unsere Beobachtungen in völliger Uebereinstimmung mit Auffassungen von A. Schmidt[1]), Best[2]), Craemer[3]) u. a., daß die Einwirkungen des Kriegsdienstes nur in ganz seltenen Fällen als alleinige Erzeuger eines Magengeschwürs wirksam gewesen sind. Wir teilen deshalb die Anschauung der genannten Autoren, daß sich auch hier die Einwirkungen des Krieges in der überwiegenden Mehrzahl der Fälle nur als auslösender Faktor geltend gemacht haben.

## 2. Diagnostik.

Da es unser Bestreben war, zur Sicherstellung der Geschwürsdiagnose möglichst viele objektive Befunde zu verwerten, so

1) A. Schmidt, Die militärärztliche Sachverständigentätigkeit usw. Jena 1917, Fischer.

2) Best, Archiv f. Verdauungskrankh. 1916. Bd. 22.

3) Craemer, Münch. med. Wochenschr. 1917. Nr. 34.

sollen zur Würdigung der Häufigkeit und des Wertes der wichtigsten Symptome hier zunächst die Erfahrungen erörtert werden, die wir bezüglich der Blutungen und der Ergebnisse der Röntgenuntersuchung gemacht haben. Dann sollen erst die anderen objektiven Befunde zum Gegenstand einer Betrachtung gemacht werden.

### $\alpha$) Blutbefunde im Stuhl.

Bezüglich der Blutungen ergaben unsere Erhebungen folgendes:

79 mal, d. h. in 36,4 v. H. der Fälle, wurde über eine vorausgegangene Magenblutung berichtet. In weiteren 14 Fällen wurden unklare Angaben über eine vorausgegangene Blutung (Magenblutung? Lungenblutung?) gemacht.

108 mal, d. h. in 48,3 v. H. der Fälle, wurden okkulte Blutungen nachgewiesen. Dabei fand sich 16 mal bei allen hintereinander untersuchten Proben und 92 mal nur in einzelnen — aber doch meist in mehreren — Proben Blut im Stuhl.

35 Fälle von okkulter Blutung enthielten in der Vorgeschichte Angaben über Hämatemesis oder Melaena.

Die an unserem Material bezüglich der okkulten Blutungen beobachtete Häufigkeit von 48,3 v. H. und die bezüglich der Blutungen überhaupt — d. h. der okkulten und der durch die Angaben der Patienten ermittelten Blutungen — festgestellte Häufigkeit von 68,8 v. H. der Fälle beweist, daß wir mit der Diagnose des Magengeschwürs nicht zu freigiebig waren. Haben doch die hier besprochenen Erfahrungen einen etwa gleich großen Prozentsatz an Blutungen ergeben, wie in solchen Fällen von Magen- und Duodenalgeschwür meiner Krankenhausabteilung, bei welchen ich in der Lage war, die Diagnose Geschwür oder Folgezustand eines Geschwürs durch Operation sicherzustellen. Bei diesen fanden sich, wie sich aus einer Zusammenstellung von Wolpe[1]) ergibt, unter 15 Fällen 10 mal, also in $66^2/_3$ v. H. der Fälle Blutungen. Ferner hatte Willy Wolff[2]) schon früher an nichtoperierten Fällen meiner Krankenhausabteilung die Häufigkeit von okkulten Blutungen bei Magengeschwür mit 50 v. H. und bei Duodenalgeschwür mit 47,3 v. H. der Fälle festgestellt. Ich lege hierauf deshalb besonderen Wert, weil die Grundsätze der Geschwürsdiagnose an meinen beiden Beobachtungsstellen die gleichen waren.

Zum Vergleich mit meinen eigenen Beobachtungen erscheint es noch von Interesse, auch die an anderen Stellen gemachten und durch Biopsie kontrollierten Beobachtungen heranzuziehen. So fand Kemp[3]) unter 35 Fällen, die wegen Ulcus ventriculi oder duodeni operiert worden waren, 16 mal manifeste Blutungen = 48,4 v. H. und

---

1) Ch. Wolpe, Arch. f. Verdauungskrankh. 1919.
2) W. Wolff, Med. Klinik. 1914. Nr. 32.
3) Kemp, zit. bei Gregersen, Untersuchungen über okkulte Blutung, Arch. f. Verdauungskrankh. 1917. Bd. 23. S. 144.

25 mal okkulte Blutungen = 75,7 v. H. Zöppritz[1]) konnte unter 52 alten Magengeschwüren bei 28 = 53,9 v. H. einen Blutbefund feststellen. Schmieden, Ehrmann und Ehrenreich[2]) fanden unter 14 operierten Fällen 6 mal, d. h. in 43 v. H., okkultes Blut. Nimmt man die Fälle von Hämatemesis und Melaena hinzu, so waren es 10 unter 14 = 71 v. H. Glässner[3]) konnte unter 19 operierten Fällen von Ulcus duodeni 12 mal, also in 63 v. H. der Fälle eine gleiche Beobachtung machen.

Ueber die Erfahrungen anderer Untersucher, die sich jedoch nur zum Teil auf bioptisch sichergestellte Fälle beziehen, gibt folgende Zusammenstellung Auskunft:

| Autor | Zahl der Fälle | Häufigkeit |
|---|---|---|
| Hartmann[4]) . . . . | 26 | 100  v. H. |
| Rütimeyer[5]) . . . | 18 | 51,4  „ |
| Friedenwald[6]). . . | 539 | 86,6  „ |
| Siegel[7]) . . . . . | 89 | 74,1  „ |
| Boas[8]) . . . . . | 38 | 71,4  „ |
| Joachim[9]) . . . . | 28 | 83  „ |
| Citron[10]) . . . . . | 21 | 72  „ |
| Zöppritz[11]) . . . . | 52 | 53,9  „ |
| Westphalen[12]) . . | 11 | 88  „ |
| Sauphar[13]) . . . | 60 | 98  „ |
| Gregersen[14]) . . . | 37 | 89  „ |

Zur Untersuchung des Stuhles auf okkulte Blutungen haben wir uns stets des Benzidinverfahrens in der Form bedient, wie es seinerzeit von Schlesinger und Holst[15]) auf meine Veranlassung ausgearbeitet worden ist. Ich betone dies aus dem Grunde besonders, weil von verschiedenen Seiten, so speziell von Boas[16]) hervorgehoben

---

1) Zöppritz, Mitteil. a. d. Grenzgeb. usw. Bd. 24.

2) Schmieden, Ehrmann und Ehrenreich, Mitteil. a. d. Grenzgeb. usw. Bd. 27.

3) Glässner, Das Ulcus duodeni. Samml. zwangl. Abhandl. a. d. Geb. d. Verdauungs- u. Stoffwechselkrankh. Bd. 5. H. 7.

4) Hartmann, Arch. f. Verdauungskrankh. 1904. Bd. 10. S. 48.

5) Rütimeyer, Ueber die geographische Verbreitung und die Diagnose des Ulcus ventr. rotund. Wiesbaden 1906.

6) Friedenwald, The Amer. journ. of med. sciences. Aug. 12.

7) Siegel, Münch. med. Wochenschr. 1905. Nr. 33.

8) Boas, Lehre von den okkulten Blutungen. Leipzig 1914, Thieme. S. 82.

9) Joachim, Berl. klin. Wochenschr. 1904. Nr. 18.

10) Citron, Deutsche med. Wochenschr. 1908. Nr. 5.

11) Zöppritz, Mitteil. a. d. Grenzgeb. usw. 1912. Bd. 24. H. 3.

12) Westphalen, Münch. med. Wochenschr. 1912. Nr. 52. Vergl. auch Sommerfeld, Arch. f. Verdauungskrankh. 1913. Bd. 19. S. 1.

13) Sauphar, Du diagnostic précoce de l'ulcère et des ulcérations gastriques. Thèse de Paris. 1910.

14) Gregersen, Arch. f. Verdauungskrankh. 1917. S. 154.

15) Schlesinger und Holst, Deutsche med. Wochenschr. 1906. Nr. 36 und Münch. med. Wochenschr. 1907. Nr. 10.

16) Boas, Diagnostik und Therapie der Magenerkrankungen. 6. Aufl. Leipzig 1911, Thieme. S. 187 und Die Lehre von den okkulten Blutungen. Leipzig 1914, Thieme.

wurde, daß für die Beurteilung des vorliegenden Befundes die Methode der Untersuchung nicht gleichgültig sei. Selbstverständlich wurden alle unsere Untersuchungen auf okkultes Blut erst nach 3 tägigem Ablauf einer fleischfreien Diät begonnen und es wurden die Patienten bezüglich der Durchführung der genannten Diät streng überwacht.

Da auch ich der Meinung bin, daß die Art der angewandten Untersuchungsmethodik für die zu ziehenden Schlüsse nicht ganz gleichgültig ist, so möchte ich hier der Untersuchungsmethodik noch einige Worte widmen. Bei der Beurteilung der angewandten Methodik bedürfen nicht nur das Reagens, sondern auch die Vorbereitung des Stuhles für die Untersuchung einer gesonderten Betrachtung. Während Boas noch im Jahre 1911 (l. c.) von der Benzidinprobe schrieb: „Nur ist sie außerordentlich subtil und erfordert bezüglich etwaiger alimentärer Blutbeimengungen die allergrößten Kautelen“, verlangt er neuerdings, daß die Blutreaktion mit einem möglichst empfindlichen Reagens ausgeführt werde. Er hat deshalb gegenüber der Benzidinprobe die Phenolphthalinprobe und später die Thymolphthalinprobe bevorzugt[1]) und für die Vorbereitung des Stuhles eine Vorbehandlung benutzt, die sich in ihren Zielen einem Vorgehen nähert, das vor 15 Jahren von v. Koziczkowsky[2]) auf meine Veranlassung hin zur Entfernung von Farbstoffen für die Ausführung der Probe (es wurde damals das Aloin als Indikator benutzt) angewandt worden ist.

Daß bei gleicher Vorbereitung des Stuhles die Phenolphthalinprobe der Benzidinprobe nicht nachsteht und daß sie ihr auch in der Form, wie ich s. Z. die Benzidinprobe habe modifizieren lassen, d. h. bei der Vorbereitung durch Kochen, nur selten etwas an Empfindlichkeit nachgibt, habe ich bereits vor zwei Jahren an anderer Stelle[3]) erörtert und es haben auch Schlesinger und Jagelski[4]) Vorzüge der Phenolphthalinprobe gegenüber der Benzidinprobe nicht anerkannt. Boas selbst hat auch neuerdings[5]) angegeben, daß die Benzidinprobe und die Phenolphthalinprobe „meist miteinander übereinstimmen“. Auch für die inzwischen von Boas empfohlene Thymolphthalinprobe habe ich in der Zwischenzeit entsprechende Vergleichsuntersuchungen veranlaßt. Dieselben sind in der Weise durchgeführt worden, daß bei jedem Stuhl, bei welchem das Untersuchungsergebnis

---


1) Boas, Berl. klin. Wochenschr. 1916. Nr. 51.
2) v. Koziczkowsky, Deutsche med. Wochenschr. 1904. Nr. 33.
3) H. Strauß, Jahreskurse f. ärztl. Fortbildung. 1916. H. 3. S. 11.
4) Schlesinger und Jagelski, Med. Klinik. 1913. Nr. 11.
5) Boas, Berl. klin. Wochenschr. 1916. Nr. 51.

bei Benutzung der Benzidinprobe in der von mir veranlaßten Modifikation, d. h. mit Kochvorbereitung, nur auf die Anwesenheit einer „Spur" von Blut lautete oder sogar zweifelhaft war, eine Nachprüfung mittelst der Thymolphthalinprobe in der von Boas beschriebenen Ausführungsform vorgenommen wurde.

Bei den betreffenden im Laboratorium des Lazaretts ausgeführten Untersuchungen ergab sich bei 41 an derartigen Fällen vorgenommenen Vergleichsproben 24 mal ein negativer Ausfall der Thymolphthalinprobe und nur 7 mal ein negativer Ausfall der Benzidinprobe. Nur 1 mal war am gleichen Stuhl ein negativer Ausfall der Benzidinprobe und ein positiver Ausfall der Thymolphthalinprobe zu erheben. Nach diesen Untersuchungen ist also die Benzidinprobe in der von mir seinerzeit veranlaßten Ausführungsform, d. h. mit Kochvorbereitung, in keiner Weise der Thymolphthalinprobe unterlegen, und es ist zurzeit keinerlei Grund vorhanden, die Benzidinprobe in der von mir seinerzeit veranlaßten Ausführungsform durch die Thymolphthalinreaktion zu ersetzen. Ich spreche eine solche Auffassung auch deshalb aus, weil ich bei gleichen Untersuchungen, die ich schon vor längerer Zeit in dem Laboratorium meiner Krankenhausabteilung hatte ausführen lassen, zu einem ähnlichen Ergebnis gelangt war.

Bei den betreffenden Untersuchungen hatte sich folgendes gezeigt:

1. Vergleichsuntersuchungen zwischen der Thymolphthalinprobe in der Ausführung von Boas und der Benzidinprobe in der von mir veranlaßten von Schlesinger und Holst ausgearbeiteten Form.

Unter 25 Fällen ergab sich
11 mal bei beiden Methoden je eine Spur,
6 „ „ Thymolphthalin negativer Ausfall, bei Benzidin Spur,
6 „ „ „ „ Spur, bei Benzidin negativer Ausfall,
2 „ „ „ „ Spur, bei Benzidin deutlicher Ausfall.

2. Vergleichsunternehmungen mit beiden Proben, aber mit gleicher Vorbereitung des Stuhls (Alkohol-Eisessig).

Unter 21 Fällen ergab sich
4 mal bei Thymolphthalin Spur, bei Benzidin Spur,
9 „ „ „ Spur, bei Benzidin deutlicher Ausfall,
7 „ „ „ negativer Ausfall, bei Benzidin Spur,
1 „ „ „ Spur, bei Benzidin negativer Ausfall.

Es ergibt sich hieraus, daß das Benzidin dem Thymolphthalin als Reagens in keiner Weise nachsteht. Bei gleicher Vorbereitung ist das Benzidin dem Thymolphthalin an Empfindlichkeit sogar noch überlegen. Letzteres wird übrigens auch von Boas selbst (l. c.) — für das Eisessig-Alkohol-Extrakt — anerkannt.

Es kann also nicht davon gesprochen werden, daß das Benzidin als Reagens dem Thymolphthalin an Empfindlichkeit irgendwie nachsteht, sondern es kann nur die Frage erörtert werden, ob die seinerzeit von mir veranlaßte Vorbereitung durch Kochen vom praktischen Standpunkt hinter der Vorbereitung durch die Eisessig-Alkohol-Extraktion zurücksteht. Daß dies für die Frage der Empfindlichkeit kaum zutrifft, ist schon weiter oben erörtert worden. Aber auch sonst sehe ich, abgesehen davon, daß das Vorgehen an sich den Vorzug der Einfachheit hat, den Hauptwert der Kochvorbereitung in einer Auslese der Fermente, indem durch den Kochvorgang eine Reihe organischer, in den Fäzes vorhandener, „mitlaufender“ Fermente zerstört werden. Nimmt man noch den in der jetzigen Zeit für Massenuntersuchungen nicht absolut gering zu schätzenden Umstand hinzu, daß ein großer Alkoholverbrauch im Laboratoriumsbetrieb möglichst zu vermeiden ist, so sind das meines Erachtens Gründe genug, um der Benzidinprobe in der Ausführungsform, wie sie seinerzeit von mir veranlaßt worden ist, ihre bisherige Stellung ungeschmälert zu erhalten. Boas hat übrigens die absolute Schärfe des Reagens in neuerer Zeit (l. c.) nicht mehr so sehr in den Vordergrund gestellt, als die Forderung, daß die Reaktion möglichst nicht oder möglichst wenig von den schon erwähnten „mitlaufenden“ Katalysatoren beeinflußt wird.

Es bedarf wohl keiner besonderen Betonung, daß wir bei positivem Blutbefund bezüglich der Deutung seiner Herkunft stets die nötige Vorsicht walten ließen und außer den bekannten Möglichkeiten auch noch die besondere durch die Kriegsverhältnisse geschaffene Vulnerabilität des Darmes im Anschluß an Ruhr und an Eingeweidewürmer berücksichtigt haben. In einzelnen Fällen mußten wir sogar, wie wir noch später erörtern werden, auch neurogene Momente in den Kreis unserer Betrachtungen ziehen.

Hält somit das von uns benutzte Vorgehen nach der Seite der Methodik jeder Kritik stand, so lagen die von uns erhobenen Befunde hinsichtlich der Häufigkeit der okkulten Blutungen etwa in der Mitte zwischen den Extremen, wie sie einerseits von Hartmann, Sauphar, Westphalen, Friedenwald, Gregersen, Kemp u. a., andererseits von Rosenthal gefunden worden sind. Sie näherten sich sehr den Werten, wie sie von Schmieden, Ehrmann und Ehrenreich, Gläßner, Zöppritz, sowie von uns selbst am operativ sichergestellten Material festgestellt werden konnten. Wenn einzelne Autoren okkultes Blut in einem überaus hohen Prozentsatz vorgefunden haben, so erklärt sich dies vielleicht daraus, daß an zahlreichen Stellen die Neigung zur Diagnose „Magengeschwür“ überhaupt recht gering ist, wenn nicht manifeste oder okkulte Blutungen unter den Symptomen vertreten sind.

Die Zahl der von uns beobachteten manifesten Blutungen, die 36,4 v. H. betrug (aber wahrscheinlich etwas größer war, siehe S. 56), kommt den Beobachtungen nahe, wie sie von Riegel[1]) mit 30 bis 47 v. H., von Leube[2]) mit 46 v. H., von Wirsing[3]) mit 45 v. H.,

---

1) Riegel, Die Erkrankungen des Magens. Wien 1897. Hölder.
2) Leube, Referat a. d. 26. Chir.-Kongr. 1897. II. S. 5.
3) Wirsing, Arch. f. Verdauungskrankh. 1905. Bd. 11. S. 210.

von Gerhardt[1]) mit 47 v. H. und von Ewald[2]) mit 55,7 v. H. angegeben werden. Sie steht ferner in ziemlich guter Uebereinstimmung
mit neueren Statistiken, die an einem durch Operation bzw. Autopsie
sichergestellten Material erhoben sind. So fanden manifeste Blutungen:
Sommerfeld[3]) in 48 v. H., Petrén[4]) bei Ulcus parapyloricum in
43 v. H., bei Geschwür der kleinen Kurvatur in 46 v. H., bei Sanduhrmagen in 54 v. H., Schmieden, Ehrmann und Ehrenreich[5])
in 43 v. H. der Fälle.

Aber auch eine Magenblutung darf, selbst wenn ihre
Herkunft aus dem Magen außer Zweifel steht, nicht stets
als ein unbedingt sicheres Zeichen eines Geschwürs angesehen werden. So habe ich unter anderem selbst drei Fälle
erlebt, bei welchen gerade wegen des Vorhandenseins einer
Magenblutung ein Magengeschwür angenommen worden war,
während die Operation weder am Magen, noch am Zwölffingerdarm ein Geschwür ergab. Wenn damit auch nur bewiesen
ist, daß ein Geschwür zur Zeit der Operation nicht nachweisbar war — dasselbe konnte ja früher vorhanden gewesen und
in der Zwischenzeit abgeheilt sein —, so müssen wir doch auch mit
dem Vorkommen von „parenchymatösen" Blutungen rechnen. So erinnere ich mich unter anderem eines an einer Magenblutung zugrunde
gegangenen Patienten, der ein Jahr vorher wegen eines Geschwürs
gastroenterostomiert worden war. Bei diesem hatte die genau durch-
geführte Autopsie keinerlei Oberflächentrennung am Magen oder
Duodenum feststellen können. Daß aber Blutungen auch lediglich auf vasomotorischem Wege vorkommen können, beweisen
nicht bloß Erfahrungen, die auf dem Gebiete der Hypnose und bei
Hysterischen gemacht worden sind, sondern auch die allbekannten
Erfahrungen über den Einfluß psychischer Vorgänge auf das Eintreten
der Menstruation. Hat man doch an Stelle der Menstruation auch
vikariierende Magenblutungen feststellen können, bei deren
Entstehung die Wirksamkeit nervöser, d. h. vasomotorischer Einflüsse nicht abgestritten werden kann. Solche Beobachtungen sind
von Schröder[6]), Putnay[7]), Kuttner[8]), Seligmann[9]), Watt-

<hr>

1) Gerhardt, Ueber Zeichen und Behandlung des einfachen chronischen
Magengeschwürs. Deutsche med. Wochenschr. 1888. S. 349.
2) Ewald, Verhandl. d. 20. Kongr. f. innere Med. 1902. S. 40.
3) Sommerfeld, Arch. f. Verdauungskrankh. Bd. 19. H. 1.
4) Petrén, Beitr. z. klin. Chir. Bd. 76.
5) Schmieden, Ehrmann und Ehrenreich, l. c.
6) Schröder, Schmidt's Jahrb. 1874.
7) Putnay, Ebenda. 1876.
8) Kuttner, Berl. klin. Wochenschr. 1895. Nr. 7—9.
9) Seligmann, Zentralbl. f. Gynäkol. 1893.

son[1]), Edebohls[2]), Schupfer[3]) u. a. beschrieben worden, und auch ich habe zwei solche Beobachtungen erlebt. In einem Falle, den ich durch A. Feldmann-Raskina[4]) habe beschreiben lassen, sah ich Magenblutungen in periodischen Zwischenräumen sogar lediglich als Ausdruck sexueller Vorstellungen auftreten. Wenn ich auch weit davon entfernt bin, zu behaupten, daß die Magenschleimhaut in allen Fällen der vorliegenden Art wirklich völlig intakt war, so ist doch bei den hier erörterten Fällen von Magenblutung der springende Punkt in ihrer Abhängigkeit von vasomotorischen Einflüssen gegeben. Auch der bereits weiter oben erwähnten auffälligen Beobachtungen von Caro über das Vorkommen okkulter Blutungen bei Hyperthyreoidismus wäre hier zu gedenken. Ja, ich kann sogar den hier besprochenen Fällen noch eine Lazaretterfahrung hinzufügen, welche ihrerseits auch die Wirksamkeit vasomotorischer Einflüsse möglich erscheinen läßt.

Bei einem 26 jährigen, stark neuropathischen Patienten entwickelten sich nach einer Chloroformnarkose Magenbeschwerden, die in mehrtägigen, mit etwa vierwöchentlichen Intervallen auftretenden, Anfällen von Magenschmerzen und Erbrechen auftraten. Bei solchen kam es stets zum Erbrechen von hellrotem Blut. Bei den ersten Anfällen soll auch hellrotes Blut im Stuhl beobachtet worden sein. Einige Male will Patient auch ein rötliches Aussehen des Urins im Anfall bemerkt haben.

Der objektive Befund ergab einen zart gebauten, blaß aussehenden, unterernährten Patienten, bei welchem die Untersuchung von Herz, Lungen und Bauchorganen nichts Auffälliges ergab. Von Seiten des Nervensystems konnte außer stark entwickelter allgemeiner Reizbarkeit nur Zittern, Lidflattern und Neigung zu Schwächeanfällen mit Blaßwerden festgestellt werden. Mehrfach konnten Anfälle in der vom Patienten beschriebenen Art einschließlich der beschriebenen Farbenveränderung des Urins beobachtet werden. In der Regel ging diesen ein Blaßwerden mit Schwindelgefühl voraus und es fand sich auf der Höhe des mit starken Leibschmerzen einhergehenden Anfalles meist ein ausgesprochener Meteorismus mit Spannung der Bauchdecken. Die Untersuchung des Urins ergab im Anfalle stets größere Mengen von Erythrozyten. Ebenso enthielt das Erbrochene Blut.

Eine genaue Funktionsprüfung sowie Röntgenuntersuchung des Magens und Darmes ergab nichts Abnormes. Auch die von herverragenden spezialistischen Seiten ausgeführten Untersuchungen der oberen Luftwege (Geh. Rat Prof. Dr. Killian) und der Harnwege einschließlich Uretherenkatheterismus (Geh. Rat Prof. Posner) ergaben keinen Hinweis auf ein organisches Leiden der betreffenden Organe. Auch die Röntgenuntersuchung der Nieren und Harnleiter ergab einen negativen Befund. In der Zwischenzeit konnten nur in dem klar aussehenden hellen Urin häufig vereinzelte Erythrozyten und Spuren von Eiweiß nachgewiesen werden. Zylinder oder Kristalle fanden sich jedoch nie.

Epikrise: Das Auffällige des vorliegenden Falles lag in der zeitlichen Koinzidenz von Magen- und Nierenblutungen während der abdominalen Schmerzanfälle. Dieses Moment weist unabhängig von der Frage, welcher Art das Grundleiden am Verdauungskanal und am uropoetischen System (für eine abgelaufene Nephritis oder für eine Lithiasis lag kein Anhaltspunkt vor) war, auf die Wirksamkeit vasomotorischer Vorgänge hin.

---

1) Wattson, zitiert bei Feldmann (Nr. 4).
2) Edebohls, zitiert bei Feldmann (Nr. 4).
3) Schupfer, zitiert bei Feldmann (Nr. 4).
4) A. Feldmann-Raskina, Inaug.-Diss. Berlin 1911.

Vasomotorische Einflüsse verdienen in dem vorliegenden Zusammenhange auch deshalb noch ein besonderes Interesse, weil neuere Untersuchungen von Weber[1]), H. Bickel[2]) u. a. gezeigt haben, daß unter dem Einfluß deprimierender Gemütseindrücke eine Blutleere der äußeren Körperteile und des Gehirns und eine Blutüberfüllung der Organe der Bauchhöhle stattfindet. Wenn man erwägt, wie groß die Aufnahmefähigkeit der Organe der Bauchhöhle ist — bei einer Reizung der die Blutverteilung regelnden Nerven kann ein Drittel der gesamten Blutmenge aus der Bauchhöhle verdrängt werden — so wird man die Bedeutung unlustbetonter Affekte für die Erzeugung einer Blutfülle des Magens und der anderen Unterleibsorgane nicht gering einschätzen und wird auch hier Gedankengänge würdigen können, wie sie vor kurzem Füth[3]) nach der hier genannten Richtung zur Erklärung einer psychogenen Entstehung uteriner Blutungen geäußert hat. Gerade weil die neueren psychophysischen Untersuchungen über die Abhängigkeit der Blutfülle der Bauchorgane von psychischen Zuständen gezeigt haben, wie nahe auch auf dem vorliegenden Gebiete Seelisches und Körperliches liegt, dürfen wir auch für die diagnostische Verwendung eines Blutbefundes für die Unterscheidung von Neurosen und Geschwüren nicht zu schematisch vorgehen und müssen uns im Hinblick auch auf andere bekannte Erfahrungen stets daran erinnern, daß weder manifeste, noch okkulte Blutungen als ein absolut eindeutiges Zeichen eines Magen- oder Darmgeschwürs betrachtet werden dürfen, sondern, daß auch andere Einflüsse als Magen- oder Duodenalgeschwüre zum Erscheinen von Blut in den Fäzes. Anlaß geben können. Dies beeinträchtigt jedoch den Wert eines positiven Blutbefundes nicht, falls dieser nur kritisch im Rahmen des Gesamtbildes der Diagnose dienstbar gemacht wird. Trotz aller dieser Einschränkungen dürfen wir nach wie vor sagen, daß ein positiver Blutbefund im Stuhl ein überaus wertvolles, sicherlich eines der wertvollsten Unterstützungsmittel der Geschwürsdiagnose darstellt, müssen aber ebenso eindringlich betonen, daß ein negativer Blutbefund die Möglichkeit eines Geschwüres in keiner Weise ausschließt. Gerade für die Zwecke der Begutachtung hat uns ein positiver Blutbefund besonders hervor-

---

1) Weber, Arch. f. Phys. 1917, 1909 u. a. a. O.
2) Bickel, H., Die wechselseitigen Beziehungen zwischen psychischem Geschehen und Blutkreislauf. Leipzig 1916. Veit & Cie.
3) Füth, Festschr. z. Feier des 10jähr. Bestehens d. Akad. f. prakt. Med. in Cöln. Bonn 1915. Marcus & Weber.

ragende Dienste geleistet und es sollen deshalb die hier als notwendig genannten Vorsichtsmaßregeln die Anerkennung der großen Bedeutung des Blutbefundes für die Diagnostik in keiner Weise schmälern.

Nicht so wertvoll, als ein positiver Ausfall der Benzidinprobe im Stuhl ist uns für die Differentialdiagnose der positive Ausfall der Benzidinprobe im Mageninhalt erschienen. Meine auf diesen Punkt schon seit Jahren gerichteten Untersuchungen haben nämlich ergeben, daß man im Mageninhalt Blutspuren mit den feinen chemischen Reaktionen so häufig und unter so verschiedenartigen Bedingungen antreffen kann, daß die Verwendung des Befundes für die Geschwürsdiagnose nur mit größter Zurückhaltung erfolgen darf. Wir haben infolgedessen das Verhalten der Blutreaktion im ausgeheberten Mageninhalt nicht so systematisch verfolgt, als das Vorkommen kleinster Blutspuren in den Stühlen.

### β) Röntgenbefunde.

Nächst der Untersuchung auf Blutspuren und neben dieser Untersuchung stellt die Röntgenuntersuchung die wichtigste Untersuchungsmethode zur Erhebung eines objektiven Befundes bei Verdacht auf Magen- oder Duodenalgeschwür dar.

Ueber den Wert der Röntgenuntersuchung für die Feststellung eines Magengeschwürs lauten die Anschauungen der einzelnen Autoren keineswegs übereinstimmend. Dies nimmt uns nicht Wunder, wenn man bedenkt, daß das Urteil des Einzelnen nicht zum geringsten schon von der Frage abhängt, was der Betreffende von der Röntgenuntersuchung für die Diagnose eines Magengeschwürs verlangt. Es liegt in der Natur der Dinge, daß die Wertschätzung des Röntgenverfahrens für die Feststellung von Geschwüren des Magens und des Zwölffingerdarms bei denjenigen nur gering ausfallen wird, welche der Methode eine Anerkennung erst dann zu zollen geneigt sind, wenn sie in der Mehrzahl der Fälle eindeutige, sicher beweisende Befunde zu liefern vermag. Dagegen werden ihr diejenigen mehr Anerkennung widmen, welche auch mehrdeutige, indirekte, nur in einem bestimmten Zusammenhang für die Diagnose verwendbare Zeichen als Fortschritt begrüßen. Ohne auf dem vorliegenden Gebiete zum Enthusiasmus zu neigen, möchten wir selbst die Fortschritte, welche die Röntgenuntersuchung auf dem Gebiete des Magen- und Duodenalgeschwürs der Diagnose übermittelt, recht hoch einschätzen, da wir auch Fortschritte der zuletzt genannten Art auf dem vorliegenden, oft überaus schwierigen Gebiete als eine Förderung unseres diagnostischen Könnens dankbar begrüßen. Allerdings ist gerade hier — und wir möchten dies besonders scharf betonen — in der Deutung der Befunde weitgehende Kritik notwendig, und es darf vor allem in irgendwie zweifelhaften Fällen nur das Ergebnis einer mehrfachen Röntgenuntersuchung zum Gegenstand einer Betrachtung gemacht werden. Vor allem gilt aber auch hier der Satz, daß häufig überhaupt erst die Verknüpfung einer Mehrheit von röntgenologischen Zeichen zum Ziele führt, da wir nur in wenigen Fällen Röntgenbefunde antreffen, welche für sich allein geeignet sind, die Sachlage zu klären.

Wir teilen die auf dem vorliegenden Gebiete vom Röntgenverfahren gelieferten Zeichen vielleicht am besten ein in:

1. Zeichen einer Form- und Lageveränderung und
2. Zeichen einer Funktionsveränderung.

Von diesen Zeichen pflegen die ersteren, weil sie meist einen dauerhaften Zustand ausdrücken, die wertvolleren zu sein, jedoch darf auch die Bedeutung der letzteren Zeichen keineswegs unterschätzt werden. Ueberhaupt scheint eine Abwägung des Wertes der einzelnen Befunde gegeneinander im Sinne einer Rangordnung wenig am Platze, da das Einzelsymptom seinen diagnostischen Wert häufig erst im Zusammenhang mit anderen Zeichen gewinnt.

### a) Form- und Lageveränderungen.

Da uns in dem hier vorliegenden Zusammenhange die Ergebnisse des Röntgenverfahrens vorzugsweise unter dem Gesichtspunkte der Frage interessieren, inwieweit sie die Fähigkeit besitzen, unklare Sachlagen zu erhellen, so sehen wir bei der folgenden Besprechung zunächst von den sinnfälligen und in ihrer klinischen Deutung ohne weiteres klaren Befunden ab, wie wir sie in den charakteristischen Erscheinungen finden, die wir bei ausgeprägten Fällen von motorischer Insuffizienz in Form einer Vergrößerung der Rechtsdistanz, eines umgekehrten Füllungstypus des Magens (d. h. von unten her nach aufwärts mit Wegfall des Entfaltungskeils), eines tellerförmigen Füllungsbildes, einer ausgeprägten Antiperistaltik und ähnlichen wohlbekannten Erscheinungen beobachten können, sondern wollen uns hier vorwiegend mit solchen Befunden beschäftigen, von welchen wir in diagnostisch unklaren Sachlagen eine Förderung unseres Erkennens erhoffen.

Hier steht unter den Deformationszeichen in erster Linie das eindrucksvolle Bild der Penetrationshöhle, wie es von Faulhaber[1]), Haudek[2]), Reiche[3]), mir selbst u. a. gezeichnet worden ist. Auch wir haben es wiederholt erlebt, daß allein durch dieses

---

1) Faulhaber, Münch. med. Wochenschr. 1910. Nr. 40.
2) Haudek, Münch. med. Wochenschr. 1910. Nr. 47 u. a. a. O.
3) Reiche, Münch. med. Wochenschr. 1911. Nr. 1.

Zeichen mit einem Schlage Licht in eine unklare Situation gebracht worden und daß durch seine Anwesenheit die Differentialdiagnose zwischen Neurose und Geschwür ohne weiteres geklärt worden ist. Es überrascht dabei bis zu einem gewissen Grade, daß dem Befunde einer Penetrationshöhle zuweilen nur recht geringfügige klinische Erscheinungen entsprechen, was als ein Beweis dafür anzusehen ist, daß die anatomische Ausdehnung eines Geschwürs und die Intensität der klinischen Beschwerden nicht immer parallel gehen müssen, was übrigens auch schon vor der Einführung des Röntgenverfahrens bekannt war. So habe ich u. a. noch aus meiner Tätigkeit an der Charité zwei Fälle in Erinnerung, von welchen der eine wegen einer Tabes, der andere wegen einer Leberzirrhose monatelang in klinischer Beobachtung war, ohne daß während der klinischen Beobachtung oder bei Erhebung der anamnestischen Angaben irgendein Hinweis auf eine Magenerkrankung gewonnen werden konnte. In beiden Fällen hatte die Autopsie penetrierende Geschwüre von Talergröße aufgedeckt, die tief in das Pankreas bzw. in die Leber hineinreichten. Und erst jüngst habe ich auf meiner Krankenabteilung einen mir schon seit mehreren Jahren bekannten 70 jährigen Patienten beobachten können, der außer einer chronischen Nephritis und einer schweren Anämie keine irgendwie beachtenswerten Krankheitserscheinungen darbot, bei der Autopsie aber ein typisches Ulcus penetrans erkennen ließ.

Freilich kann man sich selbst bei einem so eindrucksvollen Bilde, wie es von einer Penetrationshöhle geliefert wird, auch gelegentlich irren. Denn man hat ausnahmsweise ähnliche Bilder auch als Folge eines Magendivertikels beobachtet [de Quervain[1])]. Ferner hat man wiederholt auch [Haudek[2)], H. Strauß[3)] u. a.] eine karzinomatöse Degeneration der Wand der Penetrationshöhle feststellen können. Trotzdem darf aber die Bedeutung solcher Irrtümer für den vorliegenden Zweck nicht zu hoch eingeschätzt werden.

Nicht immer so deutlich im Bilde wie eine Penetrationshöhle, aber bei charakteristischem Aussehen doch für die Diagnose häufig recht wertvoll pflegt auch die einfache Nische zu sein. Dieselbe unterscheidet sich bekanntlich von der Penetrationshöhle dadurch, daß sie keinen Luftinhalt zeigt, weil sie den Ausdruck eines nur flachen, die Magenwand nicht durchsetzenden Geschwürs darstellt. Wir werden auf sie bei der Besprechung der Einziehungen der großen Kurvatur noch zurückkommen.

---

1) de Quervain, Mitteil. a. d. Grenzgeb. d. inneren Med. u. Chir. 1915. Bd. 28.
2) Haudek, Wiener med. Wochenschr. 1910. Nr. 8 u. a. a. O.
3) Strauß, H., Berl. klin. Wochenschr. 1912. Nr. 46.

Von den Formveränderungen hat sich ferner für die Diagnose des Geschwürs auch noch die sogenannte schneckenförmige Einrollung der Antrum- und Pylorusgegend [Schmieden[1])] als besonders wertvoll erwiesen. Auf den hier zur Rede stehenden Befund hatte ich schon vor Einführung des Röntgenverfahrens unter dem Namen „Perigastritis deformans" hingewiesen[2]), indem ich ausführte, daß das Wesentliche des vorliegenden Befundes in einer Verkürzung der kleinen Kurvatur mit Annäherung des Pylorus an die Kardia und einer hieraus sich ergebenden Formveränderung des Magens (Bohnen- oder Nierenform) gegeben ist. In Fällen der vorliegenden Art erwecken die Röntgenbilder oft geradezu den Eindruck, als wenn die medial gelegene Seite des Pylorus bzw. des Antrums an die Nachbargegend der kleinen Kurvatur nicht bloß angenähert, sondern direkt angenäht ist, und es gewinnt das genannte Zeichen eine besondere Beweiskraft, wenn gleichzeitig auch noch eine Hemmung der Motilität (oft nur von geringfügiger Art) nachgewiesen werden kann. Ganz allgemein besitzt das Zeichen einer Linksfixation der Antrumbzw. Pylorusgegend hinsichtlich seiner Entstehung eine größere Durchsichtigkeit, als dies bei der sogenannten Rechtsfixation des Pylorus der Fall ist, welche bald als Folge einer Peri-Duodenitis, bald als Folge einer Peri-Cholezystitis auftritt. Trotzdem muß aber anerkannt werden, daß auch dieses Zeichen — und zwar zunächst unabhängig von seiner Deutung — als ein objektiver Hinweis auf das Vorhandensein einer organischen Veränderung der Diagnose oft wertvolle Dienste zu leisten vermag. Ein gleiches gilt auch für andersartige durch Verwachsungen bedingte Verunstaltungen des Magens, so besonders für ausgeprägte fingerförmige, zipfelförmige oder lappenförmige Ausziehungen, wie man sie besonders an der großen Kurvatur gelegentlich beobachten kann.

Nicht an letzter Stelle steht unter den dauerhaften Formveränderungen, welche wir als Zeichen eines Geschwüres durch das Röntgenverfahren feststellen können, der organische Sanduhrmagen, dessen Bild allerdings zuweilen zu differentialdiagnostischen Betrachtungen gegenüber dem durch Karzinom bedingten Sanduhrmagen oder dem lediglich durch Krampfbildung erzeugten Sanduhrmagen Anlaß geben kann. Wie ich bereits an anderer Stelle ausführlich erörtert habe[3]), ist der Karzinom-Sanduhrmagen meist durch zerklüftete Ränder ausgezeichnet. Ferner ist der Verbindungskanal der beiden Hohlräume

---

1) Schmieden, Berl. klin. Wochenschr. 1908. Nr. 45 u. a. a. O.
2) Strauß, H., Würzburger Abhandl. Bd. 1. H. 12.
3) H. Strauß, Arch. f. Verdauungskrankh. Bd. 21.

bei dem durch Geschwür bedingten Sanduhrmagen meist der kleinen Kurvatur nahegerückt, während er beim Karzinom häufiger zentral liegt. Weiterhin sieht man bei dem auf dem Boden des Ulkus entstandenen organischen Sanduhrmagen den Grund des oberen Sackes oft stark ausgebuchtet, so daß dieser den Verbindungskanal nach unten gelegentlich weit überragt, doch habe ich solche „Kropfform" des oberen Sackes einmal auch bei einem durch sein schon am nächsten Tage erfolgtes Verschwinden als spasmogen sichergestellten Sanduhrmagen beobachten können. Für eine Entstehung durch ein Geschwür spricht stets auch das gleichzeitige Vorhandensein einer Nische oder einer Penetrationshöhle. Der spastische Sanduhrmagen führt dagegen meist zu einer linearen, nicht schlauchförmigen Verengerung, d. h. einer „Einschnürung" des Hohlraumes (B-Form statt X-Form) und zeigt in der Regel bei wiederholten Untersuchungen ein wechselndes Bild. Eine vielfach gemachte Erfahrung lehrt allerdings, daß sich zum organisch bedingten Sanduhrmagen nicht selten spastische Vorgänge hinzugesellen, so daß das Bild der Sanduhr noch stärker zum Ausdruck gelangt. Sind sanduhrförmige Einschnürungen des Magens nur der Ausdruck einer rein nervösen Störung, so pflegt der Befund bei verschiedenen Untersuchungen nicht immer gleichartig zu sein.

Recht häufig haben wir auch eine Formveränderung in Gestalt von Zähnelung oder kleinwelliger Runzelung der großen Kurvatur beobachtet, doch soll von dieser erst später genauer die Rede sein, da dieser Befund nicht ein Dauerbefund, sondern ein vorübergehender Befund zu sein pflegt. Auch atypische Veränderungen der Form, direkte „Verstümmelungen", des Magenbildes können als Hinweis auf ein Geschwür besondere Wichtigkeit erlangen. Dies gilt u. a. auch für den „Kaskadenmagen", doch muß auch dieser, wie u. a. zwei eigene Beobachtungen zeigten, nicht immer durch ein Geschwür bedingt sein, sondern er kann auch durch vorübergehende Veränderungen, so z. B. auch durch eine Kompression des Magens durch den abnorm stark geblähten Dickdarm bedingt sein.

Zu den hier genannten Formveränderungen gesellten sich nicht ganz selten die präexistierenden Formveränderungen des Magenbildes, die wir bei Vertretern des Habitus asthenicus zu sehen gewohnt sind, indem der Magen in die Länge gezogen ist und eine birnförmige Magenblase zeigt.

Vieles von dem, was über die diagnostische Bedeutung von Veränderungen der Form und Lage des Magens gesagt ist, gilt mutatis mutandis auch für die Beurteilung von Form- und Lageveränderungen des Duodenums, auf welche jedoch erst später zusammenhängend eingegangen werden soll.

### b) Funktionsveränderungen.

Die im Röntgenbefund nachweisbaren Störungen der Funktion machen sich auf dem vorliegenden Gebiete weit häufiger als Folge einer gesteigerten Reizbarkeit, wie als die Folge einer krankhaften Erschlaffung bemerkbar. Immerhin treffen wir auch Bilder der letzteren Form, da eine präexistierende Erschlaffung des Magens, wie wir sie im Zusammenhang mit der konstitutionellen Asthenie vorfinden, in gewissem Grade zu Magen- und Duodenalgeschwür disponiert (s. weiter oben). Durch das Vorherrschen der Folgen einer erhöhten Reizbarkeit entstehen Röntgenbilder, die in vielen Punkten denjenigen ähnlich sind, welche wir auch als Folge einfach funktioneller Reizzustände beobachten können. Dies ist unter anderem auch durch das Tierexperiment erwiesen, wenn man die Versuche von Klee[1]) über Tonussteigerung durch Erwärmung des freigelegten N. vagus berücksichtigt. Allerdings pflegen die rein neurogenen Veränderungen nur selten einen so massiven Ausdruck zu gewinnen, als wir dies bei Geschwüren vielfach beobachten können. Infolgedessen können bei nur geringer Ausprägung der betreffenden Störungen zuweilen starke differentialdiagnostische Bedenken auftreten, so daß auch hier der Wert des betreffenden Befundes mehr oder weniger von dem Zusammenhang bestimmt wird, in welchem er erhoben wird. Immerhin ist aber der Befund als solcher auch unabhängig von seiner Deutung wenigstens als objektiv feststellbares Zeichen einer gestörten Funktion für die Beurteilung der Glaubwürdigkeit der von den Patienten geäußerten Beschwerden oft recht wertvoll.

Die Zeichen der gestörten Funktion unterscheiden wir am besten in solche auf motorischem, sensiblem und sekretorischem Gebiet.

Reizerscheinungen auf motorischem Gebiet haben wir bei unseren Fällen häufig teils an umschriebenen Stellen des Magens — so besonders an den beiden Ostien oder auch an bestimmten Stellen des Magenkörpers bzw. des Duodenalschlauchs —, teils in einer sich auf größere Partien erstreckenden Ausdehnung feststellen können. Besonders häufig trafen wir eine Verstärkung der Kontraktionsvorgänge in der Pylorus- und Antrumgegend, die zu einer tief einschneidenden Peristaltik in

---

1) Klee, Münch. med. Wochenschr. 1914. Nr. 19.

dieser Gegend und zum Teil auch oberhalb derselben, d. h. in der Pars media des Magens, Veranlassung gegeben hatte. Diese überaus eindrucksvollen, tief einschneidenden Wellen erinnern an die bekannte Stenosenperistaltik, die man bei Pylorusstenosen zuweilen durch dünne Bauchdecken hindurch beobachten kann. Tatsächlich stellen sie auch nur eine „Zwergform" der genannten Riesenwellen dar, die erst durch das Röntgenverfahren sichtbar gemacht werden kann, und weisen auch in dieser Eigenschaft auf eine Reaktion des Magens auf ein am Magenausgang zu überwindendes Hindernis hin. Dieses Hindernis kann allerdings verschiedener Art sein. Da Experiment und Erfahrung lehren, daß in der Pylorusgegend schon recht geringfügige Ursachen eine außerordentlich große Steigerung der Reizempfindlichkeit zu erzeugen vermögen, die zu krampfhaften Kontraktionen des Pylorus Anlaß geben kann, so muß ein Pyloruskrampf nicht immer die Folge eines Geschwürs darstellen, sondern es kann ein Pyloruskrampf auch durch geringfügige Oberflächenveränderungen, so unter Umständen auch durch einen in der Pylorusgegend lokalisierten Katarrh und vielleicht auch schon durch nervöse Vorgänge allein erzeugt werden. R. Schmidt[1]) und Boas[2]) haben neuerdings die Aufmerksamkeit auf Spasmen als Folge einfach entzündlicher Prozesse gelenkt und auch ich habe in meinen Kursen schon seit Jahren auf solche lokalisierte Katarrhe unter gleichem Gesichtspunkt hingewiesen. Jedenfalls darf aus einer tiefgreifenden, allenfalls weit in den Magen hinaufreichenden Peristaltik nicht ohne weiteres stets auf ein Geschwür geschlossen werden, sondern es darf ein solcher Befund nur bei sonst begründetem Verdacht auf ein Geschwür in der Pylorusgegend als Stütze eines solchen Verdachtes verwertet werden. Trotzdem erfordert aber der Befund als solcher, wenn er stark ausgeprägt ist, für die Beurteilung des zu untersuchenden Falles zunächst auch unabhängig von seiner Deutung stets volle diagnostische Beachtung.

Von besonderem Interesse war für uns, daß wir zuweilen auch an der Kardia — und zwar in 12 Fällen — Spasmen beobachten konnten, die sich darin äußerten, daß sie eine Stagnation des Bariumbreies in der nicht oder höchstens nur sehr wenig erweiterten Speiseröhre veranlaßt hatten. Da solche Befunde bisher nur wenig beachtet worden sind, seien sie zusammen mit den anderen gleichzeitig an demselben Falle erhobenen Röntgenbefunden tabellarisch zusammengestellt.

---

1) R. Schmidt, Klinik der Magen- und Darmerkrankungen. Berlin-Wien 1914, Urban & Schwarzenberg. S. 63.
2) Boas, Deutsche med. Wochenschr. 1917. Nr. 26.

## Kardiospasmus.

### Gleichzeitig erhobene sonstige Röntgenbefunde.

Fall Nr. 28. Lange Zeit bestehender Kardiospasmus. Pylorus nach rechts verzogen durch Verwachsungen. Bulbus duodeni verzogen, druckempfindlich, stark gefüllt.

Fall Nr. 160. ˙Spasmen unterhalb der Pars cardiaca, Einziehung unterhalb der Kardia, hochliegende pylorische Gegend, Bulbus duodeni zipfelförmig (Taschenform). Hypersekretion, Kardiospasmus, geringe Einziehung der Pars cardiaca.

Fall Nr. 200. Achylie, Hypersekretion, Kardiospasmus, am Pylorus Zackenbildung, präpylorische Gegend schlecht gefüllt.

Fall Nr. 388. Etwas ptotisch, Einziehung mit Druckschmerz, verstärkte Peristole, präpylorische Gegend schlecht gefüllt, starke Sekretion, Kardiospasmus.

Fall Nr. 427. Hypersekretion, Zähnelung, Kardiospasmus, Schmerzpunkt am Pylorus.

Fall Nr. 449. Vermehrte Sekretion, leichte Einbuchtung der großen Kurvatur. Gegenüber Schmerzpunkt. Geringer Kardiospasmus. Antrum- und Pylorusgegend etwas eingerollt.

Fall Nr. 626. Oesophagospasmus. Bulbus duodeni breit zipfelförmig verzogen.

Fall Nr. 630. Pylorische Gegend nach rechts verzogen, Bulbus duodeni eng. Kardiospasmus.

Fall Nr. 813. Starker Tonus, starke Antrumperistole. Schmerzpunkt am Duodenum, ab und zu spastische Einziehungen der großen Kurvatur. Kardiospasmus.

Fall Nr. 814. Stockung in den oberen Regionen des Magens. Kardiospasmus.

Fall Nr. 979. Kaskadenform, Hakenbildung an der präpylorischen Gegend. Kardiospasmus.

Fall Nr. 926. Bulbus nach rechts verzogen, am unteren Ende der großen Kurvatur Ausbuchtung, duodenale Motilität verzögert und rückläufig; links gekrümmt. Kardiospasmus.

Die hier mitgeteilten Beobachtungen sind vielleicht auch insofern von besonderem Interesse, als wir in den erhobenen Befunden anscheinend Frühstadien desjenigen Zustandes vor uns haben, der uns in vollentwickelter Form als kardiospastische Oesophagusdilatation entgegentritt (= „präektatisches Stadium" der kardiospastischen Oesophagusdilatation), wobei wir allerdings nicht behaupten wollen, daß jeder einzelne Fall von kardiospastischer Speiseröhrenerweiterung diese Entstehung besitzen muß. Auffällig war jedenfalls, daß unter unseren 12 Fällen von Kardiospasmus nicht weniger als 10mal Röntgenzeichen vorlagen, welche mit der Wahrscheinlichkeit oder wenigstens mit der Möglichkeit eines Ulcus duodeni oder parapyloricum rechnen ließen. Ich erwähne dies besonders, weil ich schon früher[1] als Ursache für die Entstehung zahlreicher Fälle von kardiospastischer Speiseröhrenverengerung eine von einem Magengeschwür ausgehende Reflexwirkung angeschuldigt hatte. Die in der vorstehenden Tabelle niedergelegten Röntgenbeobachtungen erscheinen mir jedenfalls durchaus geeignet, eine solche Auffassung zu stützen.

Was die spastischen Einziehungen am Magenkörper betrifft, so bedürfen unsere Befunde auf diesem Gebiete keiner weiteren Er-

---

1) Strauß, H., Berl. klin. Wochenschr. 1917. Nr. 29. Aussprache zu einem Vortrage von J. Schütze.

örterung, da sie sich mit den bekannten Erfahrungen über lokalisierte Spasmophilie des Magenkörpers als Folge eines gegenüber an der kleinen Kurvatur gelegenen Geschwürs decken. Auch wir betrachten mit Kaestle u. a. solche Einziehungen geradezu „Finger" oder als „Pfeil", der die Aufmerksamkeit auf ein gegenüber gelegenes Geschwür lenkt. Zuweilen konnten wir auch mehrfache Einziehungen im Sinne der Sanduhrbildung beobachten, wie u. a. der folgende Fall zeigt:

Patient ist 24 Jahre alt. Die Mutter ist magen- und nervenkrank. Patient selbst war schon als Kind kränklich, litt früher viel an Magenbeschwerden, an Erbrechen und Auftreibung des Leibes, sowie an Stuhlverstopfung. Nachdem Patient kurze Zeit im Felde war, kam er wegen rheumatischer Beschwerden ins Lazarett und machte dort Scharlach und Nierenentzündung durch. Während der Rekonvaleszenz erfolgte ein erneutes Auftreten der alten Magenbeschwerden.

Patient ist von zartem Körperbau, mäßig gut genährt. Es bestehen Tachykardie, gesteigerte Reflexe, Tremor manuum, starke Druckempfindlichkeit in der Nabelgegend. Der Mageninhalt zeigt nach Probefrühstück freie Salzsäure 20, Gesamtsäure 46. Nüchtern findet sich Mikrorückstand. Okkulte Blutungen sind nicht nachweisbar. Bei der Röntgenuntersuchung findet sich gleich nach der Mahlzeit unterhalb der Pars cardiaca eine länger bestehen bleibende Einziehung der großen Kurvatur. Eine eben solche Einziehung findet sich vor der Antrumgegend. Dort ist der Magen längere Zeit wie in zwei Teile geteilt. Später lösen sich bei stärkerer Füllung die Spasmen. Gegenüber diesen Stellen finden sich Druckschmerzpunkte, und zwar besonders stark an den unteren Stellen. Nach drei Wochen findet sich eine Einziehung der kleinen Kurvatur ungefähr in ihrer Mitte, die längere Zeit bestehen bleibt. Später zeigen sich auch in den unteren Partien der großen Kurvatur ab und zu länger bestehen bleibende Einziehungen, die sich aber bei stärkerer Füllung wieder ausgleichen. Sehr auffallend ist die Schmalheit und schlechte Füllung der Antrumgegend, infolge deren der Brei bis zum obersten Pol des Magens gedrängt wird·

Diagnose: Starke Neuropathie, anscheinend mit Ulkus.

Wir werden später noch erwähnen, daß wir wiederholt auch am Zwölffingerdarm ähnlich wie am Magen Einziehungen und Einschnürungen beobachtet haben, oberhalb deren zuweilen mehr oder weniger ausgeprägte Erweiterungen zu sehen waren.

Hypertonien, die auf größere Strecken verbreitet waren, sahen wir besonders in der Form, daß die oberen Magenteile auffällig lange Zeit brauchten, bis sie sich entfalteten, bzw. daß der Bariumkeil, welcher der Entfaltung des Magens vorausgeht, auffallend groß ausfiel. Nicht selten fiel es uns auch auf, daß in der Antrum- bzw. Pylorusgegend, sowie gelegentlich auch in der Pars media einzelne Strecken des Magens auffällig eng blieben, d. h. einer Entfaltung des Magens besonderen Widerstand leisteten („flächenhafte Abplattung" im Gegensatz zur linearen Einziehung bzw. „Einschnürung").

Auch die schon weiter oben erwähnte kleinwellige Runzelung oder „Zackung" der großen Kurvatur deckte uns in zahlreichen Fällen einen Kontraktionszustand im Bereiche der Muscularis mucosae auf. Dieser von E. Schlesinger[1]) als „Kleinperistaltik“ beschriebene Befund ist neuerdings, wie wir glauben mit Recht, von G. Schwarz[2]) und J. Schütze[3]) in einen Zusammenhang mit dem Magengeschwür gebracht worden. G. Schwarz nannte das Symptom „Lappung“ oder „Einkerbung“. J. Schütze hat den Befund mit dem Namen „Zähnelung“ belegt. Der genannte Befund besteht darin, daß der Rand der großen Kurvatur ein welliges und durch kleine Zackenbildungen unterbrochenes Aussehen darbietet. Schütze meint, daß es sich hierbei „um kleine spastische bzw. hypertonische Einziehungen im Verlaufe der großen Kurvatur handelt, durch welche die in der Längsrichtung des Magens fallenden Schleimhautfalten quergestellt werden“, und nimmt an, daß die genannten Einkerbungen einen mehr oder weniger floriden Prozeß am Magen oder an seiner nächsten Umgebung verraten. Schütze glaubt den Befund auch zur Feststellung des Sitzes des Geschwürs benutzen zu können, wenn bei Druck auf eine vom Patienten als schmerzhaft angegebene Stelle die Zähnelung der großen Kurvatur „ganz plötzlich sozusagen einspringt“. Aehnlich wie Schwarz und Schütze messen auch wir dem hier zur Rede stehenden Symptom eine große Bedeutung bei, da wir es bei unseren Fällen von Magengeschwür fast 100 mal, also etwa in der Hälfte der Fälle mehr oder weniger ausgeprägt fanden und es auch bei 140 Fällen von „Ulkusverdacht“ 48 mal antrafen. Die Randzackung der großen Kurvatur ist aber weder ein konstantes Symptom des Geschwürs, noch kommt sie dem Geschwür ausschließlich zu. Denn wir haben diesen Befund auch in 35 Fällen von nervöser Dyspepsie bzw. bei Fällen von „konstitutioneller Magenschwäche“, sowie außerdem bei fünf Magen-Darmkranken ·und 2 mal im Zusammenhang mit thyreotoxischen Zuständen beobachten können. Das Symptom stellt also nur ein Reizsymptom, nicht aber ein spezifisches Geschwürssymptom dar. Trotzdem halten wir es als Zeichen einer Hypertonie der Muscularis mucosae für recht wertvoll und als Beitrag für die Geschwürsdiagnose wegen der Häufigkeit seines Vorkommens bei Geschwüren für recht beachtenswert. Nach Schütze soll die Zähnelung in denjenigen Fällen, in welchen die Erscheinung vom Zwölffingerdarm ausgelöst ist, zuweilen erst beim Uebergang des Speisebreies in den Zwölffingerdarm auffällig werden. Uebrigens habe ich eine Zähnelung auch einmal am Zökum bei einem sehr erreg-

---

1) Schlesinger, E., Die Röntgendiagnostik der Magen- und Darmkrankheiten. Berlin 1917.

2) Schwarz, G., Wiener med. Wochenschr. 1916. Nr. 47 u. a. a. O.

3) Schütze, J., Fortschr. a. d. Geb. d. Röntgenstrahlen. Bd. XXV.

baren Patienten beobachten können, der auf chronische Perityphlitis verdächtig war.

Unter den sensiblen Reizerscheinungen haben auch wir gewisse im Magen- oder Duodenalbild selbst gelegene „Röntgendruckpunkte" schätzen gelernt. Dies gilt besonders für Röntgendruckpunkte, wenn diese in der Nachbarschaft von spastischen Einziehungen oder an Stellen erhoben werden konnten, an welchen eine Nische oder eine Verziehung des Magens bzw. Duodenums oder eine deutliche Verengerung festzustellen war. Ferner hielten wir auch eine lokalisierte Druckempfindlichkeit an bestimmten auffallend unbeweglich bleibenden oder sich schlecht füllenden Stellen des Magens oder Duodenums für beachtenswert. Einige Male haben wir auch mehrere Druckpunkte gleichzeitig, und zwar sowohl am Magen als am Duodenum, feststellen können. Da aber die Mitwirkung des Patienten bei der Erhebung von Röntgendruckpunkten erforderlich ist, so haben wir dem Befunde an sich noch nicht eine volle Objektivität zugesprochen und haben deshalb Röntgendruckpunkte stets nur mit größter Vorsicht und möglichst nur im Zusammenhang mit anderen Symptomen verwertet. Wir legten dabei besonderen Wert darauf, das Gleichbleiben des Sitzes von Röntgendruckpunkten durch wiederholte Untersuchungen zu kontrollieren, und erachten ganz allgemein den diagnostischen Wert von im Magen- oder Duodenalbilde gelegenen Röntgendruckpunkten höher, als denjenigen von außerhalb des Magens bzw. Duodenums gelegenen Druckpunkten, wenn wir auch nicht so weit gehen, zu behaupten, daß Druckpunkte der letzteren Art für die Diagnose stets völlig wertlos sind. Was speziell den sog. „epigastrischen Druckpunkt" betrifft, so vertreten auch wir schon längst die Auffassung, daß der epigastrische Druckpunkt, welcher bei den verschiedensten Magenerkrankungen zu beobachten ist und bei der Röntgenuntersuchung außerhalb des Magenbildes zu finden ist, nur einen Reizzustand im Gebiete des Plexus solaris bzw. der in diesen eintretenden Nervenbahnen verrät. Da aber auch die Nerven des Magens und des Duodenums in das Quellgebiet dieser Bahnen fallen, so kann ein solcher außerhalb des Magens und des Duodenums gelegener Druckpunkt unter Umständen auch als Zeichen eines von diesen Organen ausgehenden Reizzustandes auftreten. Die Vieldeutigkeit des epigastrischen Druckpunktes ist auf alle Fälle geeignet, seine diagnostische Verwertbarkeit im Einzelfalle sehr zu erschweren.

Zeichen eines sekretorischen Reizzustandes haben wir im Röntgenbild besonders bei solchen Fällen beobachten können, welche bei der Anwendung anderer Untersuchungsmethoden den Befund der digestiven Hypersekretion (s. später) hatten erkennen lassen. Auf derartige Bilder, die sich durch den raschen Eintritt einer abnorm großen Intermediärschicht bemerkbar machen, hat zuerst E. Schlesinger[1]) auf Grund von Untersuchungen aufmerksam gemacht, die seinerzeit noch in meiner Poliklinik begonnen waren. Unter den hier in Rede stehenden Befunden waren dabei besonders interessant diejenigen, bei welchen die Salzsäureabscheidung entweder völlig versiegt oder wenigstens hochgradig herabgesetzt war (s. später).

Die Verweildauer des Röntgeningestums bzw. die an dem Ergebnis der Entleerung des Probeingestums gemessene Motilität des Magens war in den einzelnen Fällen recht verschieden. Wir sahen zwar zahlreiche Fälle, bei welchen nach 3 Stunden trotz tiefgreifender Peristaltik noch ein auffällig großer Rest im Magen vorhanden war, so daß uns gerade der Gegensatz zwischen einer auffällig kräftigen Peristaltik und der unzureichenden Leistung derselben als „Kontrastbefund" diagnostisch wertvoll erschien. Es war aber eine Verzögerung der Magenentleerung in der Form eines „Sechs-Stundenrestes" keineswegs in der Mehrzahl der Fälle zu beobachten, sondern wir sahen auch zahlreiche Fälle mit durchaus regelrechtem Verhalten der Motilität und außerdem auch Fälle mit beschleunigter Entleerung, von welchen manche sogar den Eindruck eines dauernden Offenstehens des Pylorus erweckten. Unter den Fällen, bei welchen die Entleerung verzögert war, beobachteten wir eine Gruppe von Fällen, bei welchen die zur Entleerung notwendige Zeit dadurch vergrößert war, daß die zu entleerenden Massen durch eine gleichzeitig bestehende digestive Hypersekretion einen erheblichen Zuwachs erfahren hatten. In diesen Fällen hing also die Verweildauer des Probeingestums nicht bloß von der motorischen Kraft des Magens allein, sondern auch von dem gesteigerten Flüssigkeitszuwachs ab, welcher durch die krankhaft gesteigerte Saftproduktion verschuldet war. Daß das Röntgenverfahren zur Feststellung geringfügiger Motilitätsstörungen zurzeit die zuverlässigste Untersuchungsmethode darstellt, ist heute ebenso wenig umstritten, wie die Tatsache, daß für den Nachweis gröberer Motilitätsstörungen das Röntgenverfahren entbehrt werden kann.

Wie schon weiter oben bemerkt wurde, mußten allerdings die vorstehend erörterten, durch funktionelle Störungen bedingten Befunde nicht in jedem einzelnen Falle ohne weiteres durch eine Geschwürs-

---

1) E. Schlesinger, Deutsche med. Wochenschr. 1910. Nr. 14 u. a. a. O.

bildung erzeugt sein. Denn es lehrt nicht nur die Erfahrung, daß von den hier erörterten funktionellen Befunden fast jeder gelegentlich auch auf neurogenem — sowohl zentralem, als auch reflektorischem — Wege zustande kommen kann, sondern wir müssen auch hier wiederholen, daß aller Wahrscheinlichkeit nach auch noch andere anatomische Veränderungen als Geschwüre zu ganz ähnlichen Befunden Anlaß geben können. Können wir uns doch recht gut vorstellen, daß — namentlich bei schon vorher gesteigerter Reflexerregbarkeit — auch eine geringfügige Erosion oder auch nur ein lokalisierter Katarrh in der Pylorusgegend eine ähnliche Erhöhung der Reflexvorgänge erzeugen kann wie ein ausgeprägtes Geschwür. Wir sind infolgedessen der Meinung, daß es für das Zustandekommen derjenigen Symptome, welche eine Steigerung der Reflexerregbarkeit verraten, ganz allgemein mehr auf den Sitz, als auf die Art der Lokalerkrankung ankommt. Da weiterhin für die Entstehung der hier besprochenen Vorgänge nur der Reizzustand als solcher maßgebend ist, so ergibt sich für jeden einzelnen Fall die Notwendigkeit, die Ursache des betreffenden Reizzustandes an der Hand besonderer Befunde und Erwägungen einer analytischen Betrachtung zu unterziehen. Dies gilt ganz allgemein und ganz besonders für solche Symptomenkomplexe, die wegen der Häufigkeit ihrer Verknüpfung für die Geschwürsdiagnose eine gewisse Bedeutung erlangt haben. Allerdings wächst der Wert solcher röntgenologischer Symptomenkomplexe für die Geschwürsdiagnose um so stärker, je mehr die betreffenden Röntgenbefunde gleichzeitig mit Feststellungen verbunden sind, die mit anderen Untersuchungsmethoden an demselben Falle erhoben sind und dabei die Eigenschaft besitzen, im klinischen Bilde eines Magengeschwürs häufig angetroffen zu werden. Es dürfen also die Röntgenbefunde, soweit sie nicht in dem eindeutigen Befunde der Nischen- oder Penetrationshöhlenbildung bestehen, nur als Bausteine betrachtet werden, die erst in das Gefüge des Ganzen einzusetzen sind, ehe über ihren Wert eines Geschwürssymptoms endgültig geurteilt werden kann. Trotzdem verdient aber jeder einzelne Röntgenbefund, welcher eine Abweichung von dem gewohnten Verhalten darstellt, vollste Beachtung, weil man nie im Voraus wissen kann, ob nicht gerade dieser Befund für das ganze Gebäude der Einzelsymptome des Geschwürs den Charakter eines besonders wichtigen Pfeilers gewinnen kann. Daß das Fehlen eines positiven Röntgenbefundes nicht gegen die Möglichkeit eines Geschwürs spricht, bedarf hier keiner Erörterung.

c) Auf Duodenalgeschwür hinweisende Veränderungen.

Das beim Magengeschwür Gesagte gilt in erhöhtem Grade noch für die röntgenologische Feststellung von Erkrankungen des Duodenums, weil wir auch hier keineswegs in der Mehrzahl der Fälle über eindeutige Röntgensymptome verfügen, sondern auch hier meist gezwungen sind, aus Abweichungen vom gewohnten Verhalten, die bald in dieser, bald in jener Form in die Erscheinung treten können, Rückschlüsse zu ziehen, die meist erst durch die Verbindung mehrerer gleichzeitig erhobener und in die gleiche Richtung weisender Röntgenbefunde und durch ihre Verknüpfung mit verdächtigen Befunden, welche mit anderen Methoden erhoben sind, die Aufmerksamkeit auf ein Duodenalgeschwür lenken.

Als brauchbar haben sich uns nach dieser Richtung besonders folgende Veränderungen erwiesen:

Veränderungen des gewohnten Bildes in Form von Verziehungen und von Divertikelbildungen oder von Aussparungen, ferner von lokalisierten Erweiterungen und Verengungen, „persistierende Bariumflecke", sowie besonders auffällige Veränderungen des gewohnten Verlaufes. Besonders beachtenswert erschien uns die Rechtsfixation der Pars superior duodeni mit Hochstand des Magens bzw. Verminderung der Hubhöhe, obwohl dieser Befund nicht ganz selten auch als Folge einer chronischen Cholezystitis bzw. Pericholezystitis erhoben werden kann. Von weiteren Zeichen hat sich auch uns der sogenannte „Dauerbulbus" als wichtiger Befund erwiesen, weil man ein abnorm langes Verweilen des Speisebreies mit gleichzeitiger Ausdehnung der Pars horizontalis duodeni bei schon entleertem oder fast schon entleertem Magen meist nur dann trifft, wenn die Entleerung der Pars horizontalis duodeni in die Pars verticalis Schwierigkeiten vorfindet. Obgleich solche Schwierigkeiten der Passage nicht immer durch ein Geschwür oder durch eine Narbe bedingt sein müssen, sondern eine Verengerung des Duodenums auch schon durch eine einfache Abknickung oder durch einen Spasmus bedingt sein kann, welcher nicht durch ein Geschwür veranlaßt sein muß, so erscheint doch der Befund eines Dauerbulbus als solcher für die Diagnose eines Duodenalgeschwürs vollster Beachtung wert. Unter dem gleichen Gesichtspunkte — aber auch innerhalb derselben Grenzen — erfordern ganz allgemein spastische und hypertonische Zustände irgendwelcher Art am Duodenum, sei es nun, daß sie sich auf eine sehr schmale Stelle beschränken oder auf eine etwas größere Strecke ausdehnen, ein diagnostisches Interesse. Das Gleiche gilt auch für die Retroperistaltik, die auch wir wiederholt im

Zusammenhang mit Ulcus duodeni beobachtet haben. Bezüglich der Röntgendruckpunkte gilt für das Duodenum dasselbe, was wir bezüglich unserer am Magen gemachten Erfahrungen mitgeteilt haben.

Die Form, in welcher die Rückwirkung einer gestörten Duodenalfunktion auf die Magenfunktionen zutage trat, war in den einzelnen Fällen recht verschiedener Art. In leichteren Fällen sahen wir nicht selten eine tiefwellige Peristaltik der Antrumpartie, die allerdings gelegentlich solche Stärke annahm, daß man direkt von einer Propulsion der Antrumpartie über den Pylorus hinweg sprechen konnte. War aber das Hindernis für die Entleerung des Mageninhalts in das Duodenum größer oder bestand es schon lange, so sahen wir auch eine mehr oder weniger starke Erweiterung der Pars pylorica bzw. der Antrumgegend des Magens, die zuweilen auch mit einer mehr oder weniger ausgeprägten Motilitätsstörung verknüpft war. In leichteren Fällen dieser letzteren Gruppe fiel uns wiederholt auch der Gegensatz zwischen einer initialen Hyperkinese und einer terminalen Hypokinese auf, d. h. wir fanden trotz rascher Entleerung des Magens im Anfang der Austreibung doch nach 6 Stunden noch einen Rest. Dieser Befund erklärt sich wohl am leichtesten mit der Annahme, daß die im Anfang überangestrengte Muskulatur in weiteren Phasen der Magenentleerung erschlaffte. Wir haben aber auch eine Verkürzung des Geamtaufenthaltes des Probeingestums im Magen beobachten können, wenn der Pylorus lange Zeit oder dauernd offen stand. Aenderungen der Pylorusfunktionen, sei es in Form einer Hypertonie oder einer Atonie des Schließmuskels, erklären sich ja leicht, wenn wir uns daran erinnern, daß das Duodenum den Sitz außerordentlich zahlreicher und komplizierter Reflexapparate darstellt. Unter anderem haben wir auch mehrfach — und zwar ähnlich wie Báron und Bársony[1]), Case[2]) u. a. — im Zusammenhang mit Duodenalgeschwür einen spastischen Sanduhrmagen auftreten sehen und gelegentlich auch Kardiospasmus beobachten können. Selbstverständlich sind die Rückwirkungen der post- und präpylorischen Geschwüre auf den Magen in ihren Grundzügen gleich und man wird sich infolgedessen in allen Fällen, in welchen nicht mit Deutlichkeit besondere, direkt auf das Duodenum hinweisende, Symptome vorliegen, mit der Diagnose einer Affectio „parapylorica" begnügen müssen. Erst die Eigenart der Begleiterscheinungen berechtigt zu einem Urteil über den Sitz und

---

1) Báron und Bársony, Wiener klin. Wochenschr. 1912. Nr. 41.
2) Case, Zentralbl. f. Röntgenstrahlen. 1914. S. 539.

die besondere Art der Erkrankung. Gilt doch auch für das Duodenum der bereits für den Magen ausgesprochene Satz, daß verschiedenartige anatomische Ursachen gleichartige Funktionsstörungen erzeugen können.

### γ) Mageninhaltsbefunde.

### a) Am Probefrühstück.

Wir wollen hier das Verhalten der Salzsäureabscheidung und dasjenige der Magensaftabscheidung getrennt betrachten und wegen der großen Bedeutung, die früher dem Symptom der Hyperazidität für die Geschwürsdiagnostik von vielen Seiten, so insbesondere von Riegel[1] u. a. beigelegt worden ist, zunächst über unsere bezüglich der Säureabscheidung gemachten Beobachtungen berichten.

Wir fanden nach Probefrühstück unter 248 Einzelbestimmungen:

Fehlen von freier Salzsäure 20 mal = in 7,5 v. H. der Fälle  
Freie Salzsäure mit Gesamt-  
azidität bis 20 . . . . . 32 „ = „ 11,9 v. H. „ „  
Freie Salzsäure mit Gesamt-  
azidität zwischen 21 und 40 73 „ = „ 27,2 v. H. „ „  
Freie Salzsäure mit Gesamt-  
azidität zwischen 41 und 60 94 „ = „ 35,1 v. H. „ „  
Freie Salzsäure mit Gesamt-  
azidität über 60 . . . . . 49 „ = „ 18,3 v. H. „ „

Es trat also in unseren Beobachtungen das Moment der Hyperazidität nicht in dem Maße hervor, wie dies bei manchen Beobachtern der Fall war. So fand Hyperazidität Wagner[2] in 34,1 v. H., Wirsing[3] in 42,6 v. H., Ewald[4] in 34,1 v. H., Boas[5] in 33,7 v. H., Bamberger[6] in 36 v. H., ich selbst zusammen mit Grandauer[7] in 33 v. H. Rütimeyer[8] konnte Hyperazidität bei Männern in 61 v. H., bei Frauen in 34 v. H.

---

1) Riegel, Deutsche med. Wochenschr. 1882. Nr. 24—26 u. a. a. O.  
2) Wagner, Arch. f. Verdauungskrankh. Bd. 11. S. 197.  
3) Wirsing, Ebenda.  
4) Ewald, Deutsche Klinik. Bd. 5.  
5) Boas, Diagnostik und Therapie der Magenkrankheiten. 6. Aufl. Leipzig 1911. Thieme.  
6) Bamberger, Die innere und die chirurgische Behandlung des chronischen Magengeschwürs und ihre Erfolge. Berlin 1909. Springer.  
7) Grandauer, Berl. klin. Wochenschr. 1909. Nr. 24.  
8) Rütimeyer, Die geographische Verbreitung und Diagnose des Ulcus ventr. rotundum. Wiesbaden 1909.

der Fälle, Busch[1]) in 73,8 v. H. und Thomson[2]) sogar in 92 v. H. seiner Fälle nachweisen, dagegen konnte Schneider[3]) Hyperazidität nur in 13—19 v. H. seiner Fälle feststellen. Die Häufigkeit, mit welcher die verschiedenen Autoren Hyperazidität nachweisen konnten, ist also eine sehr wechselnde. Den Grund, warum sich bei unserem Beobachtungsmaterial Hyperazidität relativ selten fand, mit Sicherheit festzustellen, dürfte nicht ganz leicht sein. Zum Teil mag das genannte Verhalten unserer Fälle dadurch bedingt sein, daß unter unseren Beobachtungen die reiferen Jahrgänge reichlicher vertreten waren als die jüngeren, zum Teil dürfte es vielleicht aber auch darauf zurückzuführen sein, daß sich unter dem Einfluß der Kriegsernährung die Zahl der Anaziden bzw. der Subaziden gemehrt zu haben scheint. Allerdings sind über diesen speziellen Punkt die Ergebnisse der verschiedenen Untersucher nicht völlig übereinstimmend ausgefallen.

So wurde beispielsweise bei magenkranken Kriegsteilnehmern von Zweig[4]) eine Anazidität bis zu 25 v. H., von Heinsheimer[5]) bis zu 30 v. H. und von Korach[6]) sogar im Verhältnis von 35 v. H. gefunden, und es hat der letztere Autor in seinem Beobachtungsmaterial nur 15 v. H. Hyperazide beobachten können. Auch O. Strauß[7]) gibt an, daß er bei 62,4 v. H. der von ihm untersuchten Kriegsteilnehmer Hypochlorhydrie, dagegen nur 7 mal unter 181 Fällen eine Vermehrung der freien Salzsäure von 42—70 beobachtet habe. Brügel[8]) fand seit 1916 unter seinen Magenpatienten ein starkes Ueberwiegen der Subaziden, indem sich unter 438 Patienten 324 als Sub- bzw. Anazide erwiesen. Büttner[9]) fand bei 64 magengesunden Personen als Durchschnittszahl bei Probefrühstück für die freie Salzsäure = 9, für die Gesamtsäure = 28. Dagegen fand Boenheim[10]) bei der Bevölkerung von Rostock einen relativ hohen Prozentsatz von Hyperaziden, und Grote[11]) konnte an dem Material der Hallenser Ambulanz direkt eine Zunahme der Fälle von Hyperazidität und eine Abnahme der Fälle von Subazidität — wenigstens bei einem Vergleich mit den Zugängen aus den Jahren 1916 und 1917 — feststellen. Die Zahlen von Grote waren:

|      | Hyperazidität | Subazidität |
|------|---------------|-------------|
| 1916 . . . | 11 = 30 v. H. | 12 = 33 v. H. |
| 1917 . . . | 49 = 55 v. H. | 16 = 18 v. H. |

Wenn ich die mir zurzeit zugänglichen Aufzeichnungen über das Verhalten der Magensaftsekretion unserer an den verschiedenartigen Verdauungskrankheiten leidenden Lazarettkranken überblicke, so zeigten von den Verdauungskranken unserer Lazarettbeobachtung

    1. Anazidität mit Gesamtsäure bis etwa 8 (Achylie) = 42 Fälle.
    2. Subazidität mit Fehlen von freier Salzsäure mit Gesamtsäure bis zu 20 = 38 Fälle.


1) Busch, Arch. f. klin. Chir. Bd. 91.
2) Thomson, Brit. med. journ. 13. März 1909.
3) Schneider, Virchow's Arch. 1897. Bd. 148.
4) Zweig, Wiener klin. Wochenschr. 1915. Nr. 50.
5) Heinsheimer, Med. Klinik. 1916. Nr. 19.
6) Korach, Berl. klin. Wochenschr. 1918. Nr. 8.
7) O. Strauß, Med. Klinik. 1918. Nr. 27.
8) Brügel, Münch. med. Wochenschr. 1917. Nr. 12.
9) Büttner, Med. Klinik. 1917. Nr. 12.
10) Boenheim, Münch. med. Wochenschr. 1917. Nr. 27.
11) Grote, Zentralbl. f. innere Med. 1917. Nr. 36.

3. **Hyperazidität** mit freier Salzsäure und einer Gesamtsäure über 60 = 93 Fälle.

4. **Heterochylie** = Wechsel zwischen subaziden und hyperaziden Werten = 37 Fälle.

Aus äußeren Gründen konnte ich leider nicht mehr die Gesamtzahl der mit Probefrühstück untersuchten Fälle feststellen. Da ich dieselben aber auf 700—800 schätze, so wären bei unseren Verdauungskranken in etwa $^2/_3$ der Fälle annähernd normale Säurewerte vorhanden gewesen. Die Zahl ausgesprochener Fälle von Subazidität hätte kaum mehr als etwa 10 v. H. und die Zahl der Fälle von Hyperazidität kaum mehr als 12 v. H. betragen. Unter 240 Fällen von Verdauungskranken mit abnormem Sekretionsbefund entfielen 46 v. H. auf ausgesprochene Subazidität, 39 v. H. auf Hyperazidität und 15 v. H. auf Heterochylie. Hyperazidität und ausgesprochene Subazidität zeigten also in unserem Beobachtungsmateriale bezüglich der Häufigkeit ihres Vorkommens keinen sehr großen Unterschied.

Zusammenstellungen der vorstehenden Art würden ein klareres Bild ergeben, wenn die Resultate verschiedener Untersucher weniger widersprechend wären. Bei der Beurteilung der vorliegenden Frage ist dabei noch zu berücksichtigen, daß die Beobachtungen ein und desselben Autors einem zeitlichen Wechsel unterworfen sein können. So fand z. B. Heinsheimer im Jahr 1915 bei einem Material von 175 Fällen Achylie in etwa 30 v. H. und Hyperazidität in etwa 10 v. H. der Fälle, während er im Jahre 1917[1]) bei einem Material von 360 Fällen Achylie in 12 v. H. der Fälle, Subazidität in 20 v. H. der Fälle und Hyperazidität 32,2 v. H. der Fälle feststellen konnte.

Da wir aber auch bei unseren aus der Friedenszeit gewonnenen Beobachtungen Hyperazidität nur in $^1/_8$ der Fälle festgestellt hatten (s. oben), so haben wir uns schon seit langem daran gewöhnt, dem Fehlen einer übermäßigen Säureabscheidung für die Diagnose des Magengeschwürs keine allzu große Bedeutung beizulegen, so sehr wir auch dem positiven Befund einer ausgeprägten Hyperazidität für die Zwecke der Geschwürsdiagnostik stets volle Beachtung geschenkt haben. Unsere Kriegserfahrungen haben uns noch mehr gelehrt, nur den positiven Befund zu schätzen, den negativen Befund aber in keiner Weise als einen Grund gegen die Annahme eines Geschwürs anzusehen.

Das soeben Gesagte gilt noch mehr von der Steigerung der Magensaftabscheidung, auf deren Beziehung zum Duodenal- und Magengeschwür und auf deren semiotische Bedeutung für die Feststellung dieser Krankheiten wir seit vielen Jahren in eindringlicher Weise hingewiesen haben[2]). Wir unterscheiden hier bekanntlich die kontinuierliche und die digestive Hypersekretion, auf welche letztere ich seinerzeit in ihrer Beziehung zum Magengeschwür zuerst (l. c.) aufmerksam gemacht habe. Hier soll uns nur die digestive Hypersekretion interessieren,

---

1) Heinsheimer, Med. Klinik. 1918. Nr. 12.
2) H. Strauß, Mitteil. a. d. Grenzgeb. d. inn. Med. u. Chir. Bd. 12. — Deutsche med. Wochenschr. 1907. Nr. 15. — Zeitschr. f. klin. Med. Bd. 53. — Internat. Beitr. z. Pathol. u. Ther. d. Ernährungsstörungen. 1910. Bd. 1 u. a. a. O.

die, wie ich seinerzeit gezeigt habe, ohne irgendwelche technische Schwierigkeiten am Probefrühstück durch die Feststellung eines niedrigen „Schichtungsquotienten"[1]) erkannt werden kann. Wir fanden unter den 248 nach Probefrühstück entnommenen Mageninhalten 93 mal, d. h. in 37,5 v. H., einen Schichtungsquotienten von unter 30 v. H. Dieser Befund steht in ziemlich guter Uebereinstimmung mit dem, was ich schon vor vielen Jahren über das Vorkommen der digestiven Hypersekretion bei Magen- bzw. Duodenalgeschwür an anderer Stelle[2]) ausgeführt habe. Nach meinen dort gemachten Darlegungen findet man eine digestive Hypersekretion in etwa $1/4$ der Fälle von Magen- bzw. Duodenalgeschwür. An meinem poliklinischen Material fand Grandauer[3]) das Symptom der digestiven Hypersekretion sogar fast in der Hälfte der Fälle von Magen- und Duodenalgeschwür, und W. Wolff[4]) konnte bei einer Zusammenstellung meines klinischen Materials digestive Hypersekretion bei Magengeschwür in 15 v. H. der Fälle und bei Duodenalgeschwür in 35,7 v. H. der Fälle feststellen. Sommerfeld fand unter 13 Fällen von Duodenalgeschwür sogar in $4/5$ der Fälle eine Hypersekretion, und Kaspar[5]) konnte unter 17 Fällen von Duodenalgeschwür 6 mal digestive Hypersekretion und 8 mal kontinuierliche Hypersekretion feststellen. Westphal und Katsch[6]) beobachteten unter 30 Fällen von Duodenalgeschwür 25 mal eine sekretorische Ueberfunktion des Magens. Mit Rücksicht auf meine eigenen Erfahrungen hatte ich schon vor 9 Jahren für „alle Fälle von digestiver Hypersekretion, in welchen auch sonst ein begründeter Verdacht auf Ulkus vorliegt", eine Ulkuskur empfohlen und im Jahre 1913[7]) darauf hingewiesen, daß die Bevorzugung des männlichen Geschlechts und der mittleren Altersklassen beim Ulcus duodeni in auffälliger Weise an ein gleichartiges Verhalten bei der digestiven Hypersekretion erinnere, so daß man daran denken müsse, daß dieses Zusammentreffen nicht zufällig sei, sondern den Gedanken an genetische Zusammenhänge anrege. Auch Kemp[8]) hatte im Jahre 1911 ähnliche Auffassungen geäußert, da er unter

---

1) H. Strauß, Deutsche med. Wochenschr. 1907. Nr. 15 u. a. a. O.
2) H. Strauß, Internat. Beitr. z. Pathol. u. Ther. d. Ernährungsstörungen. 1910. Bd. 1 u. a. a. O.
3) Grandauer, Berl. klin. Wochenschr. 1909. Nr. 24.
4) W. Wolff, Med. Klinik. 1914. Nr. 32.
5) Kaspar, Deutsche Zeitschr. f. Chir. 1914. Bd. 131.
6) Westphal und Katsch, Mitteil. a. d. Grenzgeb. d. Med. u. Chir. 1913. Bd. 26.
7) H. Strauß, Zeitschr. f. ärztl. Fortbild. 1913. Nr. 4.
8) Kemp, Arch. f. Verdauungskrankh. Bd. 18 und Zeitschr. f. klin. Med. 1911. Bd. 72.

9 Fällen von Duodenalgeschwür 8 mal in nüchternem Zustande mehr als 30 ccm bzw. 7 mal mehr als 60 ccm Sekret nachweisen konnte und in dem einen Falle, in welchem das nüchterne Sekret an Menge gering war, den Befund einer digestiven Hypersekretion erheben konnte. Im Jahre 1914 hat derselbe Autor darüber berichtet, daß er in 95 v. H. der pylorusnahen Geschwüre eine digestive Hypersekretion feststellen konnte. Kontinuierliche Hypersekretion fand Kemp unter 82 Fällen von Magengeschwür 28 mal (= 34 v. H.) und von diesen 28 Fällen entfielen 17 auf operativ sichergestellte pylorusnahe Geschwüre. Auch Faulhaber hat die Häufigkeit der Hypersekretion bei pylorusnahem Geschwür (28 mal unter 32 Fällen) hervorgehoben. Je mehr ich im Laufe der Jahre diese Dinge verfolgt habe und je mehr wir — insbesondere durch die Ausbildung der Röntgendiagnostik des Magens — in die Lage gekommen sind, die pylorusnahen und die pylorusfernen Geschwüre zu unterscheiden, um so mehr habe ich mich davon überzeugt, daß das Symptom der digestiven und der kontinuierlichen Hypersekretion bei den pylorusnahen — und zwar sowohl bei den prä- als auch bei den postpylorischen — Geschwüren erheblich häufiger vorkommt, als bei den pylorusfernen Geschwüren. Es war deshalb für mich von besonderem Interesse, die vorliegende Frage auch bei unserem durch Röntgenuntersuchung kontrollierten Beobachtungsmaterial zu studieren. Die Resultate der betreffenden Untersuchungen sind aus Tabelle S. 84 bis 86 zu ersehen.

Unter 78 Fällen von digestiver Hypersekretion waren also nicht weniger als 53 mal, d. h. in mehr als $^2/_3$ der Fälle, Röntgensymptome vorhanden, welche auf ein Ulcus duodeni oder wenigstens auf ein Ulcus parapyloricum hinwiesen. Unter den übrigen 25 Fällen waren außerdem noch 15, bei welchen wir nach dem Röntgenbefunde mehr oder weniger stark mit dem Vorhandensein eines Geschwürs rechnen durften. Zählt man auch noch diese Fälle hinzu, so darf die Vermutung, daß ein Geschwür vorliegt, sogar für mehr als 85 v. H. der Fälle von digestiver Hypersekretion ausgesprochen werden. Dies sind Erfahrungen, welche nicht bloß meine ursprünglich geäußerte Auffassung über die Bedeutung des Symptoms der digestiven Hypersekretion für die Geschwürsdiagnostik bestätigen — und damit dem Symptom für diesen Zweck eine weit wichtigere Stellung verleihen, als ihm in praxi noch an vielen Stellen ein-

## Digestive Hypersekretion (78 Fälle).

| Nummer | Werte nach Probefrühstück | | Röntgenbefunde | Hypersekretion[1] | Zähnelung |
|---|---|---|---|---|---|
| | Schichtungsquotient | Azidität | | | |
| 481 | 27.3 v. H. | 36/48 | Antrum und Pylorusgegend eingerollt | | |
| 464 | 17,1 v. H. | 16/32 | Fast ständige spastische Einziehung. Gegenüber Druckpunkt. | | |
| 445 | 16,6 v. H. | 42/54 | Schmerzpunkt an der kleinen Kurvatur. | | + |
| 427 | 16,7 v. H. | 6/10 | Kardiospasmus, Schmerzpunkt am Pylorus. | | + |
| 417 | 12,1 v. H. | 66/78 | Pylorus nach rechts verzogen, starke Antrumperistaltik, Ptosis. | | |
| 398 | 6,1 v. H. | 20/24 | Schmales Antrum. Im Duodenum rückläufige Peristaltik. | | + |
| 388 | 22,4 v. H. | 14/18 | Einziehung mit Druckschmerzhaftigkeit. Präpylorische Gegend schlecht gefüllt. Kardiospasmus. | + | |
| 348 | 9,1 v. H. | 10/16 | Leichte Einrollung des Antrums, rundliche Vorbuchtung der kleinen Kurvatur. Dort Schmerz. | | + |
| 327 | 20,8 v. H. | 28/36 | Pylorische Gegend etwas nach rechts verzogen, schmales undeutliches Antrum. Schmerzpunkt am Bulbus. | | |
| 323 | 9,1 v. H. | 6/10 | Fundus breit, auf Druck Spasmus der großen Kurvatur, am Bulbus Vorsprung. Schmerzpunkt dort. | | + |
| 321 | 28 v. H. | 20/36 | Pylorische Gegend etwas nach rechts verzogen, Bulbus nach links liegend. | | + |
| 314 | 28,6 v. H. | 54/72 | Pylorus nach rechts verzogen. | | + |
| 267 | 12,5 v. H. | 70/80 | Starke Korpusperistaltik. Schmerzpunkt a. Pylorus. | | + |
| 260 | 16,7 v. H. | 14/36 | Pylorus dicht an die kleine Kurvatur herangezogen. | | + |
| 257 | 15 v. H. | 54/62 | Bulbus duodeni senkrecht stehend und gewunden. | | |
| 252 | 9,5 v. H. | 38/50 | Druckpunkt am Pylorus, geringe Verziehung der Pylorusgegend. | + | |
| 249 | 25 v. H. | 80/86 | Starke Peristaltik, Pylorus und Duodenum druckempfindlich. | | |
| 235 | 16 v. H. | 0/10 | Einrollung, Pylorus nach rechts verzogen. | | |
| 180 | 21 v. H. | 70/80 | Spastische Einziehung. | | + |
| 173 | 21,4 v. H. | 20/44 | Es läßt sich aus dem Pylorus schwer etwas herausdrücken. | | |
| 143 | 14,7 v. H. | 76/86 | Pylorische Gegend schlecht gefüllt, Duodenum lange stark gefüllt | | + |
| 115 | 20 v. H. | 40,54 | Große Magenblase, Pylorus nach rechts verzogen, ständiger Sanduhrmagen. | | |
| 95 | 10 v. H. | 0/10 | Pylorische Gegend ziemlich stark verzogen. | | |
| 81 | 28,9 v. H. | 44/52 | Pylorische Gegend etwas nach links verzogen, sehr schmerzhaft. | | |
| 50 | 11.1 v. H. | 60/75 | Horizontaler Abschluß, Sanduhrmagen. | | |
| 43 | 28,9 v. H. | 60/72 | Frühe und starke Peristaltik, Bulbus duodeni und Pylorus stark gefüllt. | + | |
| 42 | 22,2 v. H. | 30/20 | Pylorische Gegend nach rechts verzogen, Bulbus verzogen, schlechte Füllung der Pylorusgegend. Dieselbe geknickt. | | |
| 18 | 25 v. H. | 68/80 | Pylorische Gegend nach rechts verzogen, kleine vorspringende Stelle an der kleinen Kurvatur mit Druckschmerz. | | |

1) Hypersekretion bedeutet im Röntgenbild sichtbare Hypersekretion.

| Nummer | Werte nach Probefrühstück | | Röntgenbefunde | Hypersekretion | Zähnelung |
|---|---|---|---|---|---|
| | Schichtungsquotient | Azidität | | | |
| 491 | 10 v. H. | 0 | Kardiospasmus, Pylorus nach links verzogen, Korpus u. Antrum schmal, schnelle Entleerung. | | |
| 499 | 12,5 v. H. | 40/56 | Entleerung gering, in dünnem Strahl. Auf Reiz starke Perista tik, Antrumperistaltik vergeblich. | | + |
| 510 | 27,3 v. H. | 14/28 | Antrum schmal und klein, schnelle Entleerung auf Druck, Schmerz am Pylorus. | | |
| 522 | 25 v. H. | 0/12 | Mittleres Korpus schmal, Schmerzpunkte. | | |
| 533 | 27,7 v. H. | 32/46 | Mittleres Korpus schwer entfaltbar. Geringe Hubhöhe, Schmerzpunkt in präpylorischer Gegend. | | + |
| 557 | 28,6 v. H. | 10/18 | Tief einschneidende Peristaltik. | | + |
| 559 | 11,1 v. H. | 32/44 | Starker Spasmus, Antrum eingerollt, Stockungen im Duodenum. | + | + |
| 570 | 20 v. H. | 20/34 | Mäßige Füllung des Antrums, Schmerzpunkt an Antrum, kleiner Kurvatur und Duodenum. | | + |
| 578 | 20,8 v. H. | 40/48 | Antrum wagerecht, schlecht gefüllt, tief durchschneidende Peristaltik. Im 2. Duodenalteil rückläufige Bewegung. | | + |
| 597 | 18 v. H. | 24/38 | Pylorus nach rechts verzogen, ke ne Entleerung, nach 6 Stunden großer Rest. | + | |
| 600 | 27.3 v. H. | 22/36 | Anfang des Duodenum lang, füllt sich stark. | + | |
| 670 | 14,1 v. H. | 34/46 | Beweglichkeit nach unten etwas beschränkt. Geringe Peristaltik. Schwere Entleerung auf Druck. | | |
| 602 | 17,6 v. H. | 26,48 | Untere Partien schwer entfaltbar, leichte Einziehung an der großen Kurvatur, Antrum eingerollt, Schmerzpunkt, Duodenalpassage verzögert. | | + |
| 633 | 15 v. H. | 32/46 | Mittlere Partie des Antrums zerklüftet, Bulbus breit, zipfelförmig, schwere Entleerung, ungleiches Kaliber des. Duodenums, Schmerzpunkt am Pylorus. | | + |
| 651 | 7,6 v. H. | 56/66 | Plötzlich auftretende tiefe Perista tik, besonders auf Druck. | | + |
| 655 | 13,3 v. H. | 36/48 | Starke Peristaltik, Stauung im 2. Teil des Duodenum Rückläufige Peristaltik. | + | + |
| 679 | 18,2 v. H. | 56/70 | Brei stockt im 2. und 3. Teil des Duodenum. | | |
| 690 | 16,7 v. H. | 32/48 | Pylorus wenig nach rechts liegend, Rückfüllung des Duodenums in den Magen. Bulbus schwer zu entleeren, nach 2 Stunden 1/3 Rest. | | + |
| 692 | 25 v. H. | 20/32 | Magen links gekrümmt, kleine Kurvatur gewellt, Duodenum ungleiches Kaliber mit rückläufiger Peristaltik. | | |
| 693 | 21,1 v. H. | 34/45 | Bogenförmige Ausbuchtung der kleinen Kurvatur mit Druckschmerz, Antrum herangezogen. | | + |
| 704 | 16,1 v. H. | 56/64 | Antrum etwas breit, starke Peristaltik, ohne deutliche Entleerung. | | |
| 715 | 22,2 v. H. | 20/30 | Antrum etwas herangezogen, Pylorus rechts aufsitzend, Bulbus stark gefüllt, Transport im 2. Teil des Duodenum verzögert. | | + |
| 725 | 20 v. H. | 15/25 | In der mittleren Partie schwer entfaltbar. Einwellung des unteren Vorsprungs der kleinen Kurvatur. | | + |

| Nummer | Werte nach Probefrühstück | | Röntgenbefunde | Hypersekretion | Zähnelung |
| --- | --- | --- | --- | --- | --- |
| | Schichtungsquotient | Azidität | | | |
| 727 | 20 v. H. | 26/40 | Magenfundus verzogen, schwere Entleerung, kleine Ausbuchtung der kleinen Kurvatur, dort Druckschmerz. | + | + |
| 733 | 19 v. H. | 40/50 | Pylorus stark nach rechts verzogen, hochliegend ohne Hubhöhe. | | |
| 749 | 25 v. H. | 25/38 | Pylorus links gekrümmt, zerklüftete Form, Erschwerung der Passage im 2. Teil des Duodenum, dort Schmerzpunkt. | | + |
| 774 | 26,7 v. H. | 10/20 | Tief einschneidende Peristaltik, geringe Hubhöhe. | | + |
| 790 | 2,2 v. H. | 10/46 | Breites Antrum, Pylorusgegend nach rechts verzogen, nach $1^3/_4$ Stunden geringe Entleerung, Schmerzpunkt am Pylorus. | + | |
| 822 | 23,1 v. H. | 30/48 | Verziehung am 1. und 2. Teil des Duodenum. | | |
| 826 | 12,4 v. H. | 30/40 | Starke Reizperistaltik, Pylorus nach rechts verzogen, Druckschmerz. | | + |
| 833 | 28,6 v. H. | 10/28 | Schmerz am Pylorus, rückläufige Bewegung im Duodenum. | | |
| 483 | 8,8 v. H. | 40/54 | Pylorus n. rechts verzogen, pylorische Gegend bewegt sich mit d. Leber. Druckschmerz a. Pylorus. | | |
| 372 | 27,3 v. H. | 18,26 | Verziehung d. groß. Kurvatur, Druckschmerz gegenüber, schlechte Entleerung d. Pylorus auf Druck. | | |
| 368 | 25 v. H. | 22/28 | Antrum breit, Bulbus verzogen, schwache und starke Peristaltik, Schmerzen. | | |
| 887 | 9.5 v. H. | 42/66 | Heftige Peristaltik. | + | |
| 891 | 15 v. H. | 48/66 | Tiefe Peristaltik, Druckschmerz am Pylorus, Bulbus verzogen, klein. | | |
| 894 | 28,9 v. H. | 16/46 | 2 Sanduhrengen. | | |
| 900 | 20 v. H. | 30/40 | Bulbus breit verzogen, dort Druckschmerz, starke Peristaltik im Bulbus | | |
| 895 | 12 v. H. | 18/30 | Spastische Einziehung am Duodenum. | | |
| 898 | 25 v. H. | 0/10 | Pylorische Gegend nach rechts verzogen, Antrum füllt sich schwer. | | |
| 905 | 25 v. H. | 16/30 | Antrum schmal. | | + |
| 903 | 22,2 v. H. | 20/34 | Verziehung am Bulbus. | | + |
| 878 | 10 v. H. | 55/75 | Kräftige Peristaltik in der Pars praepylorica. | | |
| 935 | 20 v. H. | 15/26 | Präpylorische Gegend nach rechts verzogen, rückläufige Füllung des Bulbus, 2. Teil des Duodenum abgeknickt. | | |
| 979 | 8,6 v. H. | 70/88 | Kaskadenform, kleine Hakenbildung an präpylorischer Gegend, Kardiospasmus. | | + |
| 972 | 14,3 v. H. | 54/66 | Pylorus und Antrum nach rechts verzogen, geringe Entleerung, Schmerzpunkt. | + | |
| 933 | 26,7 v. H. | 40/44 | Zerklüftete Peristaltik am Pylorus, Schmerzpunkt. | | + |
| 926 | 25 v. H. | 10/20 | Bulbus n. rechts verzogen, Kardiospasmus, Linkslage des Magens, Schmerzempfindlichkeit diffus. | | + |
| 987 | 16,7 v. H. | 34/46 | Fortdauernde Einziehung, tief einschneidende Peristaltik. | | + |
| 986 | 21 v. H. | 38/55 | Pylorische Gegend u. Antrum schwer vom Korpus zu trennen. 1. u. 2. Teil des Duodenum nach rechts verzogen. | | |
| 995 | 28,9 v. H. | 42/60 | Knickung, Vorsprung, pylorische Gegend etwas eingerollt, Duodenum gerollt. | | + |

geräumt wird —, sondern dem Symptom außerdem noch einen gewissen Wert für die topische Diagnostik von Geschwüren einräumen.

Interessant war dabei, daß unter den 91 Fällen von digestiver Hypersekretion, bei welchen genaue Säurebestimmungen vorgenommen worden waren, die Zahl der Fälle von Hyperazidität gegenüber der Zahl derjenigen Fälle, bei welchen subazide oder anazide Werte festzustellen waren, ganz erheblich zurücktrat. Denn es fanden sich nach Probefrühstück bei 91 Mageninhalten:

| | | | | | | |
|---|---|---|---|---|---|---|
| keine freie Salzsäure | . | . . . . . . . . . . | | | 5 = | 5,5 v. H. |
| freie Salzsäure und Gesamtazidität | bis 20 | . . | 8 = | 8,7 v. H. |
| „ | „ | „ | „ | von 21—40 | 27 = | 29,7 v. H. |
| „ | „ | „ | „ | von 41—60 | 30 = | 33 v. H. |
| „ | „ | „ | „ | über 60 | . . | 21 = | 23,1 v. H. |

Aus dieser Tabelle ergibt sich aufs neue, daß der flüssige Anteil des Mageninhalts, welcher der Hauptsache nach aus Sekret besteht, keineswegs mit der Größe der Salzsäureabscheidung parallel gehen muß, sondern daß beide Größen ganz verschiedene Wege gehen können.

Von besonderem theoretischen Interesse war unter den Fällen von Saftvermehrung die kleine Gruppe von Fällen von anazider Hypersekretion. Dieselbe entspricht einer Krankheitsgruppe, welche ich schon vor längerer Zeit[1]) unter dem Namen „Hydrorrhoea gastrica" bzw. „Gastro-Hydrorrhoe" beschrieben habe und auf welche ich später noch genauer zurückkommen werde. Indem die vorliegenden Beobachtungen besonders deutlich zeigen, daß es auch eine Saftabscheidung ohne Salzsäureabscheidung gibt, stützen sie gleichzeitig die Ausführungen, die ich seinerzeit mit Roth über die „Verdünnungssekretion" des Magens (l. c.) gemacht habe.

Die Besprechung der Bedeutung der chemischen Untersuchung des Magensaftes für die Geschwürsdiagnose kann ich jedoch nicht beenden, ohne die ganz allgemeine Bemerkung zu machen, daß auch heute noch an gar manchen Stellen die Bedeutung der Säurewerte für die Zwecke der Magendiagnostik überschätzt wird. Gewiß stellen exzessive Werte, sowohl in der Richtung nach unten wie nach oben, namentlich wenn sie bei mehrfachen Untersuchungen wiederholt nachgewiesen werden können, Befunde dar, welche für die Diagnose recht wertvoll sein können; es sollten dieselben aber trotzdem in ihrer diagnostischen Bedeutung

---

1) H. Strauß und Roth, Zeitschr. f. klin. Med. Bd. 37. — H. Strauß, Internat. Beitr. z. Pathol. u. Ther. d. Ernährungsstörungen. 1910. Bd. 1. Berl klin. Wochenschr. 1917. Nr. 7 u. a. a. O.

nicht überwertet werden, und zwar namentlich dann, wenn es sich nur um geringfügige Abweichungen der Werte von der Norm handelt. Außerdem sollte, wie schon erwähnt ist, daneben die Größe der Saftabscheidung als solche mehr berücksichtigt werden, als dies zurzeit noch vielfach zutrifft. Es bedarf keiner besonderen Betonung mehr, daß ein regelwidriges Verhalten der Sekretion nicht eine Krankheit, sondern nur ein Symptom einer Krankheit darstellt, da die Sekretionsbefunde hinsichtlich ihrer Entstehung mehrdeutig sind. Aus diesem Grunde verzichten wir auch auf weitläufige Besprechung des Vorkommens bzw. der Häufigkeit der Hyperazidität bei Kriegsteilnehmern. Wir möchten dies auch aus dem Grunde vermeiden, weil wir bei demselben Patienten einen Wechsel der Säurewerte („Heterochylie") gar nicht so selten beobachten konnten (s. oben).

### b) Am Inhalt des nüchternen Magens.

Die Ergebnisse unserer am „nüchternen Inhalt" des Magens ausgeführten Untersuchungen sollen hier nur kurz besprochen werden, weil die betreffenden Untersuchungen nicht so systematisch durchgeführt worden sind, als dies für die am Probefrühstück erhobenen Befunde zutrifft. Immerhin dürfte die Zahl unserer hierher gehörigen Untersuchungen doch etwa die Hälfte der am Probefrühstück ausgeführten Untersuchungen ausmachen. Mit Rücksicht auf die uns hier interessierende Fragestellung wollen wir jedoch bei der Besprechung dieser Befunde von solchen Fällen absehen, bei welchen sich eine ausgeprägte motorische Insuffizienz mit Massenrückständen vorfand — es waren dies 12 Fälle, sämtlich Fälle, in welchen Sarzine und sprossende Hefe zu beobachten war —, und wollen auch von den übrigen Feststellungen nur diejenigen zum Gegenstand einer Erörterung machen, welche sich auf das Vorhandensein von Sekret und von Nahrungsrückständen im nüchternen Magen beziehen.

α) „Nüchternes Sekret".

Da es nicht allzu selten vorkommt, daß bei der Einführung des Magenschlauchs im nüchternen Zustande Duodenalinhalt gewonnen wird, so haben wir von „nüchternem Sekret" nur dann gesprochen, wenn das gewonnene Material grauweiß aussah und freie Salzsäure enthielt, oder wenn es bei Anwesenheit von Galle nicht nur freie Salzsäure, sondern auch einen Säuregrad aufwies, wie er dem gewöhnlichen Säuregehalt des Magens nahekommt. Von „nüchternem Sekret" haben wir auch nur dann gesprochen, wenn im ausgeheberten Mageninhalt makroskopisch keine Speisereste sichtbar waren und die mikroskopische Untersuchung des ausgeheberten Materials auch nur die Anwesenheit von höchstens ganz vereinzelten Stärkekörnern ergab. Bei einer solchen Fassung des Begriffes „nüchternes Sekret" haben unsere Beobachtungen die durch eigene und fremde Untersuchungen bereits festgestellte Beobachtung bestätigt, daß nennenswerte, d. h. etwa 10 ccm und mehr betragende, Mengen von nüchternem Sekret fast ausschließlich oder wenigstens vorwiegend beim Ulcus parapyloricum angetroffen werden. Die klinisch-diagnostischen Schlußfolgerungen, welche wir aus dem Befunde des „nüchternen Sekrets" ziehen konnten, waren ähnliche, wie diejenigen, welche wir bei Besprechung der digestiven Hypersekretion erörtert haben, d. h. jenes Zustandes, welcher nur einen geringeren Grad, nicht aber eine besondere Art von sekretorischem Reizzustand bzw. bei der chronisch kontinuierlichen Form die Verbindung eines sekretorischen Reizzustandes mit einer absoluten oder relativen Motilitätshemmung darstellt.

$\beta$) Minimalrückstände.

Unter dem Namen „Minimalrückstände" fassen wir im Gegensatz zu „Massenrückständen" solche im nüchternen Magen vorkommende Nahrungsrückstände ins Auge, die erst durch Magenspülung sichtbar gemacht werden können. Von „Minimalrückständen" sprechen wir auch nur dann, wenn der Bodensatz des im Spitzglas aufgestellten Spülwassers auch nach mehrstündigem Stehen nur ganz geringfügig ausfiel, d. h. nur wenige Millimeter bis etwa 1 cm Höhe betrug. Wir fassen ferner im Anschluß an die von uns veranlaßten Untersuchungen von L. Bamberger[1]) hierbei auch nur die makroskopisch sichtbaren Rückstände ins Auge, weil wir uns bei den genannten Untersuchungen davon überzeugt hatten, daß die nur auf mikroskopischem Wege nachweisbare Stagnation für die Feststellung von Oberflächenläsionen nicht zu verwerten ist. Da wir aber in unseren Fällen nicht ein spezielles Probeingestum[2]), sondern nur das gewöhnliche Abendbrot verabreicht

---

1) L. Bamberger, Arch. f. Verdauungskrankh. 1911. Bd. 17. H. 3.
2) Die von mir seinerzeit angegebene Methode der Verabreichung eines Teelöffels Korinthen (H. Strauß, s. Tuchendler, Deutsche med. Wochenschr., 1899, Nr. 24) am Abend vor der Verabfolgung eines Probefrühstücks haben wir aus äußeren Gründen nicht durchführen können. Auch die von Bourget und Faber getroffenen Modifikationen dieses Vorgehens, d. h. die Verabfolgung von Pflaumenmus oder von Preißelbeerenkompott in Verbindung mit einer Probemahlzeit haben wir nicht in Anwendung gezogen, sondern haben in den Fällen, bei welchen wir eine Ausheberung des nüchternen Inhalts vornahmen, nur genauestens auf die Anwesenheit von Nahrungsrückständen im nüchternen Inhalt geachtet.

hatten, so haben wir doch beim Vorhandensein eines grauen pulverigen Bodensatzes eine mikroskopische Untersuchung zur Kontrolle herangezogen, da wir grauweiß aussehende pulverige Sedimente zuweilen auch durch Schleimflöckchen und Leukozytenansammlungen veranlaßt gesehen haben.

Makroskopisch sichtbare Stagnation in Form von „Mikro-Rückständen" haben wir vor allem beim Ulcus parapyloricum angetroffen. Da unsere Erfahrungen hierbei aber im großen und ganzen nur das bestätigt haben, was ich schon vor 20 Jahren von Tuchendler[1]) über die diagnostische Verwendbarkeit der „Korinthenprobe" für den Nachweis von ulzerativen Prozessen habe mitteilen lassen, so kann ich mich auch bezüglich der Ergebnisse dieser Untersuchungsmethode auf die kurze Bemerkung beschränken, daß man, wie ich dies schon vor 20 Jahren ausgesprochen habe, einen positiven Ausfall der „Restproben" bei nachgewiesener guter Motilität als ein diagnostisch verwertbares Zeichen für Geschwürsbildungen häufiger beim Ulcus parapyloricum als bei den an anderen Stellen des Magens sitzenden Geschwüren antreffen kann. Dies hat sich auch bei den inzwischen derselben Frage gewidmeten Untersuchungen von Bjorgbjärg[2]), Kemp[3]) und Bamberger[4]), sowie auch bei fortgesetzten eigenen Beobachtungen ergeben. Infolgedessen ist der Befund von „Minimal-Rückständen" besonders geeignet, der Diagnose des Ulcus parapyloricum Dienste zu leisten. Allerdings ist eine diagnostische Verwendung des Befundes auch hier nur im Zusammenhang mit anderen in dieselbe Richtung weisenden Symptomen möglich.

### ε) Allgemein klinisches Verhalten.

Soweit die „rein klinischen" Erhebungen in Frage kommen, erschien uns vor allem eine genaue Analyse und kritische Verwertung der Schmerzphänomene von Wichtigkeit.

Nach dieser Richtung hielten wir zunächst den zeitlichen Faktor des Eintritts der Schmerzen besonderer Beachtung wert. Wie schon erwähnt wurde, hat sich auch in unseren Fällen die alte Erfahrung bestätigt, daß in der Vorgeschichte von Geschwürskranken Schmerzen häufig schon seit vielen Jahren anzutreffen sind und daß diese Schmerzen nicht selten einen periodisch intermittierenden

1) Tuchendler, Deutsche med. Wochenschr. 1899. Nr. 24.
2) Bjorgbjärg, Hygiea. 1908. Nr. 4.
3) Kemp, Internat. Beitr. z. Pathol. u. Ther. d. Ernährungstör. Bd. 2. H. 1.
4) Bamberger, l. c.

Charakter aufweisen. Wenn diese letztere Eigentümlichkeit auch beim Ulcus parapyloricum besonders häufig in die Erscheinung tritt, so kommt eine Periodizität der Schmerzen doch nicht ausschließlich den pylorusnahen Geschwüren zu, sondern findet sich auch bei zahlreichen Fällen von pylorusfernen Magengeschwüren. Auch vom Hungerschmerz, vom Nachtschmerz und vom Spätschmerz läßt sich nur sagen, daß er vorwiegend, aber keineswegs ausschließlich, beim Ulcus parapyloricum vorkommt. Dagegen haben wir Schmerzen, welche alsbald nach dem Essen auftreten, häufiger bei den im Magenkörper und in der Gegend des Mageneinganges gelegenen Geschwüren beobachten können, als bei den pylorusnahen Geschwüren. Auch die Beziehung zwischen der Beschaffenheit und der Menge der Nahrung zum Auftreten der Schmerzen pflegt bei den pylorusfernen Geschwüren meist deutlicher zu Tage zu treten, als bei den in der Pylorusgegend gelegenen Geschwüren. Zum mindesten haben auch wir bei den letzteren nicht selten beobachten können, daß die physikalische Beschaffenheit und die Menge der Nahrung auf den Eintritt und die Stärke der Schmerzen keinen ausgeprägten Einfluß gehabt hat.

Bezüglich der Schmerzdruckpunkte haben unsere Erfahrungen nur bestätigt, daß sie bei Magengeschwüren nicht bloß sehr unregelmäßig vorkommen, sondern nicht selten auch irreführen können. Dies gilt namentlich für den sogenannten „epigastrischen“ Druckpunkt, der, wie schon weiter oben erwähnt wurde und wie man auch bei Röntgenuntersuchungen feststellen kann, meist gar nicht dem Magen selbst, sondern dem Plexus solaris angehört und infolgedessen gar nicht selten als die Folge einer durch eine allgemeine Erregungssteigerung bedingten Ueberempfindlichkeit auch bei einfachen Neurosen, so u. a. auch auf dem Boden der konstitutionellen Asthenie bzw. Enteroptose gefunden werden kann. Etwas wertvoller, aber immerhin auch nur bedingt verwendbar, erschienen uns dagegen Druckpunkte, die konstant an solchen Stellen gefunden werden konnten, welche mit Sicherheit oder mit hoher Wahrscheinlichkeit dem Magen oder dem Zwölffingerdarm selbst angehören. Wir verweisen nach dieser Richtung auf das, was wir bei der Besprechung der Röntgenuntersuchung erörtert haben. Der Nachweis eines dorsalen Druckpunktes gelang uns nur selten. Fanden wir ihn aber bei demselben Patienten bei verschiedenen Untersuchungen dauernd, so haben wir ihm einen Wert beigemessen, aber auch nur dann, wenn auch sonst von vornherein schon das Krankheitsbild in hohem Grade für Ulkus sprach. Head'sche Zonen haben wir in ausgeprägter Weise nur selten vorgefunden und wir haben ganz allgemein ihren dia-

gnostischen Wert für die Diagnose von Magen- und Duodenalgeschwüren nicht sehr hoch einzuschätzen gelernt.

Auch die altbekannte Prüfung, ob eine strenge Geschwürskur
bei vorhandenem Magen- (nicht aber Duodenal-)geschwür eine Verminderung der Beschwerden zu erzeugen vermag (diagnostische
„Probekur") hat uns häufig im Stich gelassen. Wir sind geneigt,
dies damit zu erklären, daß sich in unseren Fällen entweder die
übergelagerte Neurose besonders hartnäckig behauptet hat, oder damit,
daß es häufig dem Interesse des Patienten widersprach, eine Besserung zuzugeben. Zum mindesten haben wir den Eindruck gewonnen,
daß die Angaben der Patienten gerade auf diesem Gebiete oft mit
großem Zweifel zu verwerten waren, da Besserungen erheblich seltener
zugegeben wurden, als wir es in ähnlichen Fällen bei gleicher Behandlung aus unserer Friedenserfahrung kannten. Es war dies auf
dem vorliegenden Gebiete besonders bedauerlich, weil die von den
Patienten angegebenen Schmerzen unser Urteil nicht nur bezüglich
der militärischen Verwendungsfähigkeit, sondern ganz allgemein bezüglich der beruflichen Erwerbsfähigkeit in hohem Grade beeinflussen
müssen. Bei auffallender Hartnäckigkeit der Schmerzen
haben wir uns trotz oft vorhandenen Mißtrauens gegen die Angaben
der Patienten stets auch noch die Frage nach besonderen Ursachen
der Schmerzen vorgelegt. Wir gingen hierbei meist von folgenden Erwägungen aus. Eine auffallende Hartnäckigkeit der Schmerzen schien
uns bis zu einem gewissen Grad in solchen Fällen erklärlich, in
welchen das Röntgenbild eine dauernde, für die Deutung der Schmerzen
verwertbare Aenderung des Magenbildes oder der Funktion aufwies, wie
z. B. eine Erweiterung des Magens mit Stagnation, sei es, daß diese
durch eine Stenose oder durch eine schneckenförmige Einrollung zustande
kam, oder eine abnorme Fixation des Magens oder Duodenums, die zu
Zerrungen bei der Peristaltik führen konnte. Außer „Zerrungsschmerzen"
können wir auch die „Krampfschmerzen" verstehen, welche durch
spastische Kontraktionen der Pars pylorica zustande kommen. Da
bei diesen oft ein ausgesprochener Gegensatz zwischen der Gering-
fügigkeit des die Kontraktion auslösenden Anlasses und der Stärke
der Schmerzempfindung zu beobachten ist, so können hier allerdings
oft Zweifel entstehen. Indessen müssen wir uns hier an die am Rektum
zu machende Beobachtung erinnern, wo oft ganz geringfügige Oberflächenläsionen in der Pars sphincterica recti hochgradige Schmerzanfälle
erzeugen, und an die Erfahrung, daß oft geringfügige Entzündungsprozesse in der Gegend des Blasenhalses genügen, um höchst lästige
Blasenkrämpfe auszulösen. Weiterhin sind uns Schmerzen bei offenem,

d. h. durch den Nachweis von manifestem oder okkultem Blut ge-
kennzeichnetem Geschwür als „Wundschmerzen" verständlich. Schwerer
verständlich sind uns dagegen die Schmerzen in solchen Fällen, in
welchen keine Aenderungen des Magenbildes vorliegen und auch
Zeichen von Offensein eines Geschwüres fehlen. Erinnert man sich dabei
der Tatsache, daß bei Leichenöffnungen und bei Röntgenuntersuchungen
zuweilen tiefgreifende Geschwüre nachgewiesen werden können, ohne
daß der betr. Patient überhaupt Beschwerden empfindet, so muß man
sogar auch bei offenem Geschwüre besondere Ursachen für das Zustandekommen von Schmerzen verantwortlich machen. Auch die Erfahrung, daß eine Geschwürskur gelegentlich die Schmerzen völlig
beseitigt, daß aber nach Ablauf derselben genau derselbe Befund im
Röntgenbild zu erheben ist, wie vor dem Beginne der Kur, spricht in
gleichem Sinne, indem sie die Annahme nahelegt, daß in den betr.
Fällen die Beschwerden durch „akzidentelle" Reizzustände erzeugt
gewesen sein dürften, die durch eine Geschwürskur beseitigt werden
konnten. Solche Reizzustände dürften zum Teil nervöser Natur,
d. h. als Folge eines Erregungszustandes im Plexus solaris zu deuten
sein, zum Teil aber auch entzündlicher Natur sein. Wenigstens
kann man sich recht gut vorstellen, daß eine „periulzeröse Ent-
zündung" oder sagen wir ganz allgemein ein „periulzeröser
Reizzustand" durch eine Geschwürskur beseitigt worden ist, während
das Geschwür oder die Geschwürsnarbe nach wie vor weiterbesteht.
Eine solche Vorstellung lehnt sich an Gedankengänge an, wie sie
auch R. Schmidt[1]) und Boas[2]) vor Kurzem geäußert haben, und
wird außerdem noch durch Erfahrungen angeregt, welche wir bei
Geschwüren und bei Narben an anderen Körperstellen zu machen
Gelegenheit haben. Sehen wir doch gar nicht selten, daß Narben erst
dann schmerzhaft werden, wenn sie gedehnt oder gezerrt werden oder
wenn in ihrer Umgebung entzündliche. Prozesse Platz gegriffen haben.
Selbst ein Hühnerauge pflegt erst dann schmerzhaft zu werden, wenn
seine Umgebung entzündet ist. Auch für die Beurteilung der einfachen Hyperaziditätsbeschwerden, d. h. der subjektiven Säurebeschwerden an Hyperazidität leidender Patienten kommen wir ohne
die Annahme eines besonderen, zu gleichzeitiger Hyperästhesie
führenden, Reizzustandes nicht aus, weil die Erfahrung lehrt, daß
wir zuweilen abnorm große Salzsäurewerte im Mageninhalt vorfinden,
ohne daß der Patient auch nur die geringsten Beschwerden empfindet,

---

1) Schmidt, R., Klinik der Magen- und Darmerkrankungen. Berlin und
Wien 1916. Urban und Schwarzenberg.
2) Boas, Deutsche med. Wochenschr. 1917. Nr. 26.

während wir in anderen Fällen typische Säurebeschwerden bei normalen oder auch unternormalen Salzsäurewerten antreffen können. Vielleicht sind sogar die besonderen Bedingungen, welche das Vorhandensein eines Geschwürs schmerzhaft gestalten, und die Voraussetzungen, welche zum Zustandekommen von Hyperaziditätsbeschwerden führen, in zahlreichen Fällen gleichartig oder wenigstens nahe verwandt. Ganz allgemein zeigt sich, daß in der Pylorusgegend gelegene Prozesse viel häufiger zu schmerzhaften Empfindungen Anlaß geben, als Prozesse, die an anderen Stellen des Magens gelegen sind. Da schon geringfügige entzündliche Prozesse in der Pylorusgegend weit stärkere sensible Reizerscheinungen erzeugen können, als viel intensivere Wandveränderungen, die an anderen Stellen des Magens sitzen, so ist auch an die Möglichkeit zu denken, daß erst sekundär auftretende Krampfzustände die Schmerzen erzeugen. Mit Rücksicht auf die in der Pylorusgegend besonders stark ausgeprägte Reflexerregbarkeit haben wir schon weiter oben angedeutet, daß von der Pylorusgegend ausgehende sensible Reizerscheinungen — und zwar solche, die mit Reizerscheinungen auf motorischem oder sekretorischem Gebiete verbunden sind — nicht immer durch ein Geschwür erzeugt sein müssen, sondern gelegentlich auch nur die Folge von entzündlichen Vorgängen darstellen können. Es macht deshalb den Eindruck, als ob in vielen Fällen der Sitz der Veränderung für das Zustandekommen der Reizerscheinung noch wichtiger ist, als die Art der Veränderung und es verdient nach dieser Richtung besonderes Interesse, daß Frankl und Plaschkes[1]) bei der Obduktion von 8 Fällen von „Kriegsgastritis" (s. später) katarrhalische Veränderungen am Magen, „besonders im pylorischen Anteil, weniger im Fundus" antrafen. Im übrigen erweisen sich die praktischen Folgen eines die besondere Art der anatomischen Veränderungen betreffenden Irrtums für unsere besonderen Zwecke nicht sehr schwerwiegend. Denn einerseits erweisen sich für die Behandlung die Grundsätze einer Geschwürskur bei einfachen Entzündungen noch wirksamer als bei geschwürigen Vorgängen, andererseits ist für Die Zwecke der Begutachtung in Fällen, in welchen ein Komplex von Erscheinungen vorliegt, welcher sich nicht bloß durch subjektive Schmerzempfindungen äußert, sondern auch durch objektiv feststellbare Reizsymptome gekennzeichnet ist, hinreichender Grund für eine Schonungsbedürftigkeit des Patienten hinsichtlich seiner beruflichen

---

1) **Frankl** und **Plaschkes**, Arch. f. Verdauungskrankh. 1918. Bd. 24.

Betätigung gegeben. Ganz allgemein ist für die Beurteilung der vorliegenden Frage selbstverständlich auch noch das Verhalten des Nervensystems von größter Bedeutung, indem auch bei Magengeschwüren der Resonanzboden, auf welchen die von einem Geschwür ausgehenden Reize wirken, von größtem Einfluß auf die Stärke der subjektiven Empfindungen zu sein pflegt. Wir verweisen in dieser Richtung auf früher Gesagtes.

Haben demnach auch unsere Kriegserfahrungen von neuem gezeigt, wie schwierig in zahlreichen Fällen von Magen- und Duodenalgeschwüren die Diagnostik sein kann und wie vielseitig im einzelnen Falle die für die Beurteilung notwendigen Gesichtspunkte sein müssen, so haben wir doch den Eindruck gewonnen, daß sich bei einer kritischen zusammenfassenden Verwertung der verschiedenen mit den einzelnen Erhebungsweisen gewonnenen Zeichen die Feststellung eines Magen- oder Duodenalgeschwürs immerhin in einer nicht geringen Anzahl von Fällen mit einem ziemlich hohen Grad von Wahrscheinlichkeit durchführen läßt. Dies gilt vor allem für die pylorusnahen Geschwüre, die sich auch ohne Blutbefund in den Fäzes oder im Mageninhalt in einer beträchtlichen Anzahl von Fällen mit einem ziemlich hohen Grad von Wahrscheinlichkeit diagnostizieren lassen. So haben wir bei 18 in der letzten Zeit auf unserer Krankenhausabteilung zur Operation gelangten Fällen 15 mal die Diagnose richtig gestellt und auch 13 mal das Geschwür zutreffend lokalisiert[1]). Wie unsere Operationserfahrungen gezeigt haben, hat sich dabei für die Diagnose der pylorusnahen Geschwüre als besonders wertvoll der Symptomenkomplex erwiesen: Spätschmerz, Nachtschmerz, Druckempfindlichkeit rechts vom Nabel, digestive Hypersekretion, Mikro-Retention, Vorkommen von pylorospastischen Zuständen, stark vertiefte Peristaltik und sonstige auf pylorusnahen Sitz des Geschwürs hinweisende Röntgenbefunde (siehe weiter oben). Auch D. Gerhardt[2]) hat sich vor einiger Zeit dahin ausgesprochen, daß bei der Mehrzahl der Fälle mit typischen Ulkusbeschwerden tatsächlich ein Geschwür vorliegt, „und daß die alte klinische Lehre zu Recht besteht, man solle in zweifelhaften Fällen lieber zu rasch als zu zögernd mit der Diagnose Geschwür bei der Hand sein", da ihn Röntgenuntersuchungen belehrt haben, daß bei den typischen Beschwerden in der Mehrzahl der Fälle ein Geschwür besteht.

---

1) Auch in den 3 Fällen, in welchen sich bei der Operation entgegen unserer Diagnose kein Geschwür gefunden hat, war entweder eine manifeste oder okkulte Blutung nachgewiesen worden!

2) D. Gerhardt, Therapie d. Gegenw. 1917. H. 1.

Es soll hier außer Erörterung bleiben, daß nicht nur für die Zwecke der Behandlung, sondern auch der Begutachtung oft auch noch eine genauere Feststellung bestimmter Folgezustände, wie Stenosen, Verwachsungen u. ähnl., oder vorhandener Komplikationen, wie z. B. beginnender oder schon vorhandener Perforation, wichtig sein kann. In einer nicht geringen Anzahl solcher Fälle sind wir durch die uns zur Verfügung stehenden Mittel auch in der Lage, deren Feststellung zu erreichen. Zuweilen können aber die Dinge auf dem vorliegenden Gebiete recht verwickelt liegen. So hatten wir u. a. auf unserer eigenen Lazarettabteilung kurze Zeit einen durch Magengeschwür bedingten Fall von Fistula gastro-colica in Beobachtung, der nicht nur wegen seines pathologisch-anatomischen Interesses, sondern auch wegen seiner klinischen Eigentümlichkeiten hier kurz erwähnt werden mag, da die letzteren eine Zeit lang mit der Möglichkeit einer schweren Pankreaserkrankung hatten rechnen lassen.

Patient ist 43 Jahre alt, im Zivilberuf Tapezierer. In der Kindheit litt er an Lungenentzündung, mit 13 Jahren an Blinddarmentzündung, wegen deren er operiert wurde, und mit 15 Jahren an Bauchfellentzündung. Seit 14 Jahren bestehen Magenschmerzen, Druckgefühle, saures Aufstoßen, Sodbrennen und zuweilen auch Erbrechen nach dem Essen. Vor 13 Jahren wurde im Urbankrankenhaus eine Magenoperation vorgenommen. Trotzdem traten 2 Jahre später die Magenbeschwerden von neuem auf und es mußte Patient wegen schwarzgefärbten Stuhls von neuem das Urbankrankenhaus aufsuchen. Im September 1915 wurde Patient zum Militär eingezogen. Im Anfang seiner militärischen Dienstzeit fühlte er sich leidlich wohl; später litt er aber an Erbrechen, das unabhängig vom Essen, aber nie nüchtern auftrat und auch nie Blut enthielt, ferner auch an Aufstoßen. Der Stuhl war anfangs regelmäßig, doch traten seit einigen Monaten Durchfälle auf, und zwar in der Häufigkeit von 10—12 Stühlen im Tag. Der Stuhl soll dabei weißlich ausgesehen haben, und gleichzeitig sollen sich Kollern und Gurren im Leibe sowie auffällig starke Blähungen und häufiger Stuhldrang bemerkbar gemacht haben. Auch soll der Leib aufgetrieben und gespannt ausgesehen haben. In den letzten Monaten soll eine außerordentlich große Gewichtsabnahme erfolgt sein. Seit einiger Zeit soll auch eine Schwellung der Beine aufgetreten sein.
Der objektive Befund ergibt einen großen, schlank gebauten Mann von stark reduzierter Ernährung mit vollkommenem Kräfteverfall. Die Gesichtsfarbe ist blaß und fahl. Es bestehen starke Oedeme an den Beinen und an den abhängigen Partien der Bauch-, Brust- und Rückenhaut. Die Temperatur ist regelrecht.
An den Organen der Brusthöhle ergibt sich außer einer leichten Abkürzung des Schalls über der linken Lungenspitze nichts Besonderes.
Der Leib ist stark aufgetrieben. Die Bauchdecken sind gespannt. Es ist freier Aszites nachzuweisen. Leber und Milz sind infolge der Spannung der Bauchdecken nicht zu fühlen.
Der Urin ist dunkelbraun, enthält Eiweiß und eine Spur Gallenfarbstoff.
Der Stuhl ist weißlich gelb, wie Schmalz aussehend. Probedarmdiät ergibt einen breiigen, leuchtend gelb aussehenden Stuhl von saurer Reaktion mit sehr viel quergestreiften Muskelfasern, wenig Stärkekörnern, sehr reichlichen Fetttröpfchen, wenig Fettsäurenadeln und außerdem mit Kugeln von netzartigem, wie aufgefaserte Watte aussehendem Fettgewebe. Verweildauer des Karmins beträgt 7 Stunden.
Die Blutuntersuchung ergibt 83 v. H. Hämoglobin, 10 400 Leukozyten und 4 200 000 Erythrozyten.
Während der klinischen Beobachtung ändert sich am Gesamtbilde sehr wenig, die Oedeme nehmen zu, der Stuhl ist stets breiig, von leuchtend gelber

oder hellbrauner Farbe und enthält stets große Mengen von Neutralfett. Ein Versuch auf alimentäre Glykosurie fällt negativ aus. Unter den Zeichen zunehmender Herzschwäche tritt 10 Tage nach der Aufnahme der Exitus ein.

Die Sektion (Oberstabsarzt Prof. Pick) ergibt, soweit die Bauchorgane in Frage kommen, folgendes:

Das Bauchfell ist allerwärts feucht und spiegelnd, zeigt aber im Oberbauch, insbesondere auch nach rechts hin, zahlreiche Verwachsungen zwischen den Darmschlingen. Reichliche Verwachsungen um die Gallenblase. Im Querbauch ist nur wenig von Magen und Leber zu sehen. Es liegt hier das ziemlich schlaffe Querkolon. Der Magen, hervorgezogen und sichtbar gemacht, ist mit dem linken Leberlappen verwachsen und bietet exquisite Sanduhrform. Zwerchfellstand rechts 4., links 5. Rippe.

Milz ist in ganz feste Verwachsungen eingebettet. Maße: 16 : 8 : 3 cm, schlaff, aber ziemlich derb, auf dem Durchschnitt blaß-braunrot, wenig feucht, Bälkchen deutlich.

Es zeigt sich, daß das Jejunum auf eine sehr kurze Strecke hinter der Duodenal-Jejunalflexur verwachsen ist und daß ganz nahe dieser Stelle, wo sich derbe Schwielen finden, auch der quere Grimmdarm untrennbar angelötet ist.

Magen, Zwölffingerdarm, Leber und Bauchspeicheldrüse werden im ganzen herausgenommen. Im Magen und Zwölffingerdarm findet sich dünner, gelblicher Inhalt in reichlicher Menge. Der vorhergenannten sanduhrförmigen Einschnürung des Magens entspricht eine stark strahlige Narbe mit erbsengroßer, flacher Ulzeration. Da, wo der quere Grimmdarm und das oberste Jejunum dem Magen anhängen, besteht eine markstückgroße Kommunikation zwischen Grimmdarm und Magen einerseits, dahinter zwischen Magen und Jejunumschlinge andererseits. Die Magenschleimhaut ist etwas schiefrig gefleckt, wenig verdickt. Schleimhaut des Duodenums kaum gerötet, Papille frei. Schleimhaut des queren Grimmdarms ganz blaß, schiefrig.

Die Bauchspeicheldrüse erscheint etwas schmal, aber von relativ bedeutender Länge, ist nicht besonders derb, auf dem Durchschnitt von gewöhnlichem Aussehen ohne Bindegewebszüge. In der Gallenblase eine Anzahl bis bohnengroßer, facettierter, dunkler Konkremente. Schleimhaut glatt.

Die Leber ist ziemlich klein, auf dem Durchschnitt braun, mit reduzierten Läppchen.

Im Dünndarm reichlicher Inhalt, wie im Magen, Schleimhaut allerwärts vollkommen blaß und glatt. Auch im Dickdarm der nämliche Inhalt.

Zusammenfassung: Sanduhrmagen, Status nach alter retrokolischer Gastroenterostomie mit gleichzeitiger Kommunikation zum Colon transversum hin. Vielfache Verwachsungen im Oberbauch, kleine Ulzeration an der Stelle der Sanduhreinziehung des Magens. Alte Verwachsungen beider Lungen. Hyperämie. Oedem und frische katarrhalische Pneumonie beiderseits (linker Unterlappen, rechter Oberlappen). Fibrinöse Pleuritis mit Blutungen am rechten Oberlappen. Glatter Zungengrund. Allgemeine Abmagerung, Atrophie des Herzens, Oedem der unteren Extremitäten, leichte Atrophie des Pankreas, starke Verwachsungen um die Milz, Aszites, geringer Erguß im Herzbeutel. Am Gehirn, abgesehen von mäßiger Feuchtigkeit und leichter Vermehrung der Flüssigkeit zwischen den weichen Häuten, kein Befund.

Epikrise: In dem vorliegenden Falle war während des Lebens eine Zeitlang stark mit der Möglichkeit einer das Magengeschwür komplizierenden Pankreaserkrankung zu rechnen, weil die Eigenart der Ernährungsstörung (hoher Gehalt des Stuhles an Neutralfett und fortschreitende Kachexie mit Oedemen) eine solche Erkrankung möglich erscheinen ließ. Die Sektion ließ den wahren Sachverhalt erkennen, indem sie als Grund der hochgradig herabgesetzten Ernährung eine Verbindung zwischen Magen und Dünndarm aufdeckte, welche die Wirkung der Arbeit des Dünndarms vollkommen ausgeschaltet hatte.

Daß jedoch eine so eigenartige Ernährungsstörung nicht immer als Folge der vorliegenden anatomischen Veränderung auftreten muß, habe ich bei einem ähnlichen Fall beobachten können, der nach der anatomischen Seite seinerzeit von Pinner[1])

---

1) Pinner, Berl. klin. Wochenschr. 1912. Nr. 39.

beschrieben wurde. In dem betreffenden Falle waren keine Oedeme und auch nur Durchfälle gewöhnlicher Art sowie Darmkoliken und allgemeine Abmagerung vorhanden gewesen.

Von den Möglichkeiten eines diagnostischen Irrtums sind die Schwierigkeiten der Differentialdiagnose in der Richtung einer Verwechselung mit Magenneurosen schon früher erörtert worden. Die Bedeutung einer Verwechselung mit Magenneurosen liegt, wie an der betreffenden Stelle schon gesagt worden ist, dabei meist mehr in dem unberechtigten Ausschluß eines Magen- oder Duodenalgeschwürs, als im Uebersehen einer Neurose. Müssen wir doch nach Untersuchungen von Schiff[1]), Ebstein[2]), Talma[3]), Lichtenbeldt[4]) u. a., sowie nach den schon weiter oben erwähnten Ausführungen von Rößle[5]), von v. Bergmann[6]) u. a. sogar mit der Möglichkeit einer neurogenen, durch Krämpfe der Muscularis mucosae erzeugten, Entstehung des Magen- und Duodenalgeschwürs rechnen. Bei den Neurosen unserer Beobachtung fanden wir „ulkusähnliche Symptomenkomplexe" besonders häufig bei der sogenannten konstitutionellen Asthenie bzw. bei Fällen von Enteroptose. Das Zustandekommen von schmerzhaften Empfindungen bei dieser Krankheitsgruppe wird man leicht verstehen, wenn man bedenkt, daß wir es bei Fällen der vorliegenden Art an sich schon mit überempfindlichen Personen zu tun haben, und daß außerdem noch die Schlaffwandigkeit des Magens und die mit der abnormen Lage des Magens verbundene Möglichkeit zu Zerrungen und zu Knickungen zu mannigfachen Beschwerden Anlaß abgeben können. Eine Verwechselung mit tabischen Krisen wird bei aufmerksamer Beobachtung kaum möglich sein, jedoch haben wir einmal auch die Verbindung eines Magengeschwürs mit einer beginnenden Tabes feststellen können. Von anderen häufigeren Verwechselungsmöglichkeiten seien hier vor allem atypisch verlaufende Fälle von chronischer Cholezystitis genannt, doch zeigt in solchen Fällen der Druckpunkt meistens eine der Lage der Gallenblase entsprechende Lokalisation, und es ist ferner häufig auch eine deutliche Anwesenheit von Urobilinogen im Urin zu finden, auf welche unseres Erachtens für die Feststellung von Gallenblasenerkrankungen viel mehr gefahndet werden sollte als vielfach geschieht. Ferner kann man in solchen Fällen nicht selten auch die Gallenblase selbst fühlen, doch fehlt

1) Schiff, Untersuchungen zur Physiologie des Nervensystems. 1885.
2) Ebstein, Arch. f. exper. Pathol. u. Pharm. 1874. Bd. 2.
3) Talma, Zeitschr. f. klin. Med. 1890. Bd. 17.
4) Lichtenbeldt, Die Ursachen des chronischen Duodenalgeschwürs. Jena 1912. Fischer.
5) Rößle, Mitteil. a. d. Grenzgeb. d. Med. u. Chir. 1912. Bd. 25.
6) v. Bergmann, Münch. med. Wochenschr. 1913 u. a. a. O.

dieser Befund auch häufig bei vorhandener Schrumpfung der Gallenblase. Eine weitere Täuschungsmöglichkeit haben wir auch relativ häufig im Zusammenhang mit chronischen kolitischen Prozessen angetroffen. Insbesondere sahen wir derartige Verwechselungen nicht ganz selten bei Fällen von Residualkolitis nach Dysenterie, wobei in der Gegend der linken Flexur eine Verwechselung mit Magengeschwür und in der Gegend der rechten Flexur eine Verwechselung mit Duodenalgeschwür zustande gekommen war. Aber auch bei Lokalisation des Prozesses an bestimmten Stellen des Querkolons sahen wir mehrfach Irrtümer entstehen. Man wird sich hierüber nicht wundern, wenn man erwägt, daß zahlreiche postdysenterische Kolitiden einen spastisch hyperalgetischen Charakter tragen und daß in manchen Fällen dieser Art auch der Schleimgehalt des Stuhls und eine Neigung zu Durchfall für längere Zeit fehlen kann oder nur wenig ausgeprägt ist. Auch Fälle von hyperalgetischer chronischer Obstipation sahen wir zu einem ulkusähnlichen Krankheitsbild Anlaß geben. In anderen Fällen machte die Unterscheidung eines Geschwürs von chronischer Appendizitis besondere Schwierigkeiten und es waren diese Schwierigkeiten um so größer, als wir ja wissen — und wir fanden dies auch in unseren Beobachtungen durch eine ganze Reihe von Fällen bestätigt —, daß eine chronische Appendizitis nicht ganz selten gleichzeitig mit Magengeschwür und noch häufiger mit Duodenalgeschwür angetroffen werden kann.

Wie oft dieses Zusammentreffen beim Geschwür des Zwölffingerdarms vorkommt, zeigen einige durch Autopsie gewonnene Statistiken. So fand Paterson[1]) bei seinen operierten Fällen von Duodenalgeschwür den Wurmfortsatz in $^2/_3$ der Fälle miterkrankt. Auch Rößle[2]) fand bei der Obduktion von 21 Duodenalgeschwüren 14 mal eine Miterkrankung des Wurmfortsatzes. In einer 10 Obduktionen von Duodenalgeschwür umfassenden Serie von Wilkie[3]) war eine Miterkrankung des Wurmfortsatzes sogar 5 mal zu beobachten. Moynihan[4]) fand den Wurmfortsatz in 14 Fällen 12 mal, d. h. in 86 v. H. der Fälle, krankhaft verändert.

Eine Miterkrankung des Wurmfortsatzes — meines Erachtens dürfte der Befund eine koordinierte, durch konstitutionelle Momente bedingte, Erscheinung darstellen — ist sogar eine so häufige, daß man sie fast als symptomatologisch verwertbar betrachten kann. Wiederholt sah ich auch gleichzeitig mit Magen- oder Duodenalgeschwür epigastrische Hernien. Eine Verwechselung mit solchen kann besonders dann leicht entstehen, wenn die betreffenden Brüche nur rudimentär entwickelt sind. Lehrt doch die Erfahrung, daß gerade

---

1) Paterson, Lancet. 1911. I. p. 97.
2) Rößle, Mitteil. a. d. Grenzgeb. d. Med. u. Chir. 1912. Bd. 25.
3) Wilkie, Brit. med. journ. 1912. 9. Nov.
4) Moynihan, Lancet. 1912. No. 92. p. 9—12.

die ganz kleinen Bauchbrüche oft besonders schmerzhaft sind, während die großen, sehr deutlichen Hernien oft nur mit geringer Belästigung des Patienten verlaufen. Schließlich können auch Schmerzanfälle infolge von Nierensteinen ulkusähnliche Krankheitsbilder erzeugen. Die Differentialdiagnose kann in solchen Fällen erst durch eine genaue Untersuchung des Urins sowie durch die Röntgenuntersuchung der Niere und des Nierenbeckens geklärt werden.

### 3. Behandlung und Behandlungserfolge.

Die Behandlung des Magen- und Duodenalgeschwüres wurde bei unseren Patienten nach den allgemein bekannten Grundsätzen diätetischer und körperlicher Schonung durchgeführt. Die Diät lehnte sich dabei grundsätzlich an das Schema an, das ich seinerzeit für diesen Zweck entworfen habe[1]), wurde aber im einzelnen nach Maßgabe der in unserem Lazarett eingeführten Diätformen $M_1$ und $M_2$ durchgeführt. Allerdings wurden die genannten Diätformen nicht in jedem einzelnen Fall schablonenhaft, sondern oft mit individuellen Veränderungen zur Anwendung gebracht, und es wurde dabei auch nicht auf Schnelligkeit, sondern vielmehr auf Stetigkeit des Vorgehens Wert gelegt, weil die Erfahrung gelehrt hat, daß sich kurzfristige Geschwürskuren im allgemeinen nicht als ausreichend erweisen. Die Liegekur wurde deshalb meist auf mindestens 4 Wochen ausgedehnt. Von Medikamenten wurde meist Wismuth reichlich angewandt. Ferner wurde auf die Regelung des Stuhles besondere Sorgfalt verwendet (Karlsbader Salz usw.), weil die Erfahrung lehrt, daß auch einfache Hyperaziditätsbeschwerden oft durch eine vorhandene Obstipation vermehrt werden. Wegen der großen Bedeutung von überlagerten Neurosen haben wir in vielen Fällen neben der Behandlung des Magens gleichzeitig auch der Behandlung des Nervensystems besondere Beachtung geschenkt. Trotz zielbewußten Vorgehens fanden wir aber die Ergebnisse der Geschwürskuren, diewir an dem Verhalten der Patienten gegenüber der „Rekonvaleszentenkost" unserer Diätordnung (s. weiter oben) beurteilten, im allgemeinen nicht so günstig, als wir es in der Friedenszeit zu sehen gewohnt waren. In der überwiegenden Mehrzahl der Fälle haben wir immerhin eine weitgehende Besserung und in zahlreichen Fällen ein vollkommenes Verschwinden der Beschwerden beobachten können. Jedenfalls war die Zahl derjenigen Fälle, in welchen die

---

1) Strauß, H., Vorlesungen über Diätbehandlung innerer Krankheiten. 3. Aufl. Berlin 1912. Karger.

Geschwürskur einen nur ganz geringen oder einen völlig ausbleibenden Erfolg hatte, eine relativ kleine. Der Gründe für ein Versagen einer Geschwürskur gibt es ja mehrere. So ist es verständlich, daß mechanische Aenderungen der Magenform, die zu Zerrungen und zu schmerzerzeugenden Funktionsstörungen Anlaß geben können, nicht durch innere Behandlung beseitigt werden können. Weiterhin ist es klar, daß inveterierte Ulzera, die sehr markante Röntgensymptome darbieten, schwerer ausheilen als oberflächliche Ulzera, welche den Magen so wenig verändert haben, daß ein Röntgenbefund fehlt. Ferner hatten wir bei einer Reihe von Fällen, in welchen ein ergiebiger Erfolg der Behandlung fehlte, wie wir schon weiter oben erörtert haben, den Eindruck gewonnen, als wenn das Zurückbleiben des Behandlungserfolges entweder durch die übergelagerte und infolge psychischer Fixation weiterbestehende Neurose, oder auch dadurch bedingt war, daß die betr. Patienten eine Besserung nicht zugeben wollten. Zahlreiche Fälle waren uns auch dadurch auffällig, daß sie noch in vorgerückten Stadien der Behandlung eine besonders ausgeprägte Empfindlichkeit gegen Fleisch zeigten. Wir haben auf die Durchführung von Geschwürskuren eine besondere Sorgfalt verwandt, weil von dem Erfolge der Behandlung eines Geschwürs nicht nur die Frage einer weiteren militärischen Verwendung, sondern auch im Entlassungsfalle die Frage der beruflichen Erwerbsfähigkeit des Patienten in hohem Grade beeinflußt wird. Neigen doch unzureichend behandelte Ulzera, und zwar je älter sie sind um so mehr, zu Rückfällen, und ist es überhaupt fraglich, ob man auch mit einer regelrechten Kur stets auch eine wirkliche Heilung oder oft nur eine Latenz erreichen kann [H. Strauß[1]), D. Gerhardt[2]) u. A.]. Bei der Entlassung der Rekonvaleszenten, die in der Regel in der Form von g. v. oder a. v. erfolgte, empfahlen wir deshalb stets die Bewilligung von „Schonungskost" von seiten des Ersatztruppenteils, da wir eine langdauernde Schonungsbedürftigkeit der Entlassenen in bezug auf die Ernährung für notwendig hielten. Von einem Teil der Entlassenen haben wir später erfahren, daß sie sich bei Bewilligung einer Schonungskost z. T. sogar in vorderster Stellung bzw. direkt hinter der Front lange Zeit gut hielten, während andere, welchen Sonderbeköstigung nicht gewährt worden war, bald rückfällig geworden waren. Ueber die Bedeutung einer Schonungskost bzw. über die Unzuträglichkeit der allgemeinen Truppenverpflegung für Geschwürskranke konnten wir uns auch durch einige statistische Erhebungen über die Dauer der vor

---

1) Strauß, H., Med. Klin. 1907. No. 43.
2) Gerhardt, Ther. d. Gegenwart. 1917. No. 1.

der Lazarettaufnahme vorhanden gewesenen Kriegsverwendungsfähigkeit unserer Patienten informieren. Wenn wir für einen solchen Zweck von denjenigen Fällen absehen, welche dem Lazarett schon in den ersten Tagen nach ihrer Einstellung zur Begutachtung überwiesen worden waren, so können wir den verbleibenden Rest, soweit wir über ihn genügend durchsichtige Aufzeichnungen besitzen, am besten in zwei Gruppen einteilen:. 1. Eine Gruppe von Fällen, welche schon nach einer weniger als drei Monate betragenden Dienstzeit in Lazarettbehandlung gelangt sind und 2. eine Gruppe von Fällen, welche länger als 3 Monate Dienste getan haben.

Von 54 Fällen in Tabelle I waren 20 als k. v. eingestellt worden. 8 = 40 v. H. von diesen waren während des Dienstes g. v. oder a. v. geworden. Bis zur Aufnahme in das Lazarett waren also nur 12 = 60 v. H. k. v. geblieben.

Von 66 Fällen in Tabelle II waren 41 als k. v. eingestellt worden. 15 = 36 v. H. von diesen waren im Laufe des Dienstes g. v. oder a. v. geworden. Es waren also nur 26 = 64 v. H. bis zur Aufnahme in das Lazarett k. v. verblieben. Es hatten aber nur 10 Fälle aus der Gruppe der als k. v. Verbliebenen den Dienst länger als ein Jahr ausgehalten. Von diesen war einer $2^1/_2$ Jahr k. v. geblieben.

Diese Zahlen lehren, daß zwar eine ganze Reihe von Fällen Kriegsverwendung ziemlich lange aushalten konnte — einer meiner Privatpatienten, der schon seit Jahren an einer Pylorusstenose mit Stagnation litt und dauernd Sarzine zeigte, hielt es über 2 Jahre an der Front und direkt hinter derselben und zwar großenteils im Schützengraben aus! —, daß aber doch mehr als $1/_3$ dieser Fälle über kurz oder lang g. v. oder a. v. geworden ist. Aus unseren Feststellungen können wir weiterhin entnehmen, daß auch zahlreiche Fälle, welche als g. v. eingestellt worden waren, und auch eine gewisse Anzahl von Fällen aus der Gruppe a. v. nach kürzerer oder längerer Zeit der Lazarettbehandlung anheimfiel.

Auch unter den Gastroenterostomierten, von welchen wir über 7 Fälle genauere Angaben besitzen, war nur einer $3/_4$ Jahr k. v. geblieben. Die Uebrigen hatten nur eine ganz geringe militärische Leistungsfähigkeit gezeigt (s. Tabelle III).

Dieses Verhalten der Gastroenterostomierten wird uns schon aus dem Grunde nicht Wunder nehmen, weil wir wissen, daß sich der Magen der Gastroenterostomierten meist sehr rasch entleert, so daß der Darm leicht geschädigt werden kann, besonders da oft auch Sub-

Tabelle I.

**Fälle mit Dienstzeit von 14 Tagen bis 3 Monaten vor der Lazarettaufnahme.**

| Nummer. | Dienstzeit bis zur Lazarettaufnahme. | Bisherige militärische Verwendung. | Zeitdauer der Krankheit im ganzen. | Grund der Aufnahme. |
|---|---|---|---|---|
| 461 | 2½ Monate. | g. v. Etappe. | 6 Jahre. | Von Anfang an Magenbeschwerden, im Felde Magenblutung. |
| 465 | 2 Wochen. | g. v. | Kurze Zeit vor der Einziehung. | Sofort Schmerzen. |
| 449 | 2 Wochen. | g. v. | 11 Jahre. | Durchfälle und Magenschmerzen. |
| 445 | 5 Wochen. | g. v. | 5 Jahre. | Blutbrechen und Schmerzen. |
| 427 | 2 Monate. | g. v. Etappe. | 3 Jahre. | Blutungen. |
| 426 | ½ Jahr. | g. v. | Etwa 20 Jahre. | Schmerzen. |
| 255 | Etwa 3 Wochen. | g. v. | 2 Jahre. | |
| 254 | 4 Wochen. | g. v. | 4 Jahre. | Magenschmerzen. |
| 221 | 20 Tage. | g. v., dann a. v. | 3 Jahre. | |
| 200 | 2—3 Monate. | g. v. Feld. | 6 Jahre. | |
| 127 | 1 Monat. | g. v. | 24 Jahre, mit Intervallen. | |
| 115 | 10 Wochen. | Musiker. | 7 Jahre. | |
| 112 | 1½ Monate. | k. v. | 15 Jahre. | Magenschmerzen. |
| 107 | 1 Monat. | g. v. | 4 Jahre. | War oft in Lazaretten. |
| 104 | 3 Monate. | k. v., dann g. v. | 41 Jahre. | Oft Beschwerden. |
| 97 | 2 Monate. | g. v. | 11 Jahre. | Schmerzen. |
| 62 | 2 Wochen. | k. v. | 20 Jahre. | Nach Ruhr Magenschmerzen. |
| 60 | 3 Monate. | k. v., dann g. v. | 37 Jahre. | Oft Lazarettaufenthalt. |
| 55 | 1 Monat. | g. v. | 32 Jahre. | Oft Lazarettaufenthalt. |
| 50 | 3 Monate. | k. v. | 10 Jahre. | Ruhr, Blutung, heftige Schmerzen. |
| 28 | 17 Tage. | g. v. | 4 Jahre. | |
| 37 | 3 Monate. | k. v. | Etwa 4 Jahre. | Bluthusten, Magenbeschwerden. |
| 25 | 3 Wochen. | g. v. | 20 Jahre. | Viel Schmerzen. |
| 19 | Wenige Monate. | g. v. | 19 Jahre. | Viel Beschwerden. |
| 18 | 6 Wochen. | k. v. | 7 Jahre. | Viel Beschwerden. |
| 486 | 3 Monate. | g. v. | 20 Jahre. | Blutbrechen. |
| 499 | 2 Monate. | g. v. | Etwa 17 Jahre. | Magenkrämpfe. |
| 566 | 2 Monate. | k. v., dann g. v. | 7 Jahre. | Oft Lazarettaufenthalt. |
| 574 | 3 Monate. | g. v., später k. v. | 20 Jahre. | Ohnmachtsanfälle. |
| 580 | 1 Monat. | g. v. | 17 Jahre. | Erbrechen. |
| 602 | 2 Wochen. | k. v., dann g. v. | 10 Jahre. | Erbrechen mit Blut. |
| 625 | 2 Monate, oft Lazarett. | g. v. Bureau, a. v. | 8 Jahre. | Sofort Beschwerden. |
| 630 | 1 Monat | k. v., dann g. v. | 13 Jahre. | Blutbrechen. |
| 645 | 3 Monate. | k. v. | 9 Jahre. | Darmkatarrh, Blutbrechen. |
| 655 | 1 Monat. | g. v. | 15 Jahre. | Schmerzen, Blutbrechen. |
| 698 | 2 Monate. | g. v. | 9 Jahre. | Beschwerden. |
| 725 | 3 Wochen. | k. v., dann g. v. | Seit Kindheit. | Beschwerden. |
| 734 | 3 Monate. | k. v. | 7 Jahre. | Heftige Schmerzen. |
| 764 | 2—3 Monate. | k. v. | 7 Jahre. | Litt oft an Magenbeschwerden. |
| 789 | 1 Monat. | g. v. | 5 Jahre. | Heftige Schmerzen. |

| Nummer. | Dienstzeit bis zur Lazarettaufnahme. | Bisherige militärische Verwendung. | Zeitdauer der Krankheit im ganzen. | Grund der Aufnahme. |
|---|---|---|---|---|
| 790 | 3 Monate. | g. v. | 3 Jahre. | Heftige Schmerzen. |
| 818 | 1 Monat. | g v. | 20 Jahre. | Heftige Schmerzen. |
| 858 | $2^{1}/_{2}$ Monate. | g. v. | 4 Jahre. | Schmerzanfälle. |
| 483 | 3 Monate. | g. v. Etappe. | $1^{1}/_{2}$ Jahr. | In der Garnison erkrankt. |
| 891 | 2 Monate. | k. v., dann g. v. | 6 Jahre. | |
| 895 | 3 Monate. | k. v. | 4 Jahre. | Verschlimmerung. |
| 878 | 1 Monat. | k. v. | 18 Jahre. | Blutbrechen und -stuhl. |
| 917 | Etwa 3 Monate. | a. v. | 12 Jahre. | Verschlimmerung. |
| 979 | 3 Monate. | a. v. | 7 Jahre. | Blutungen. |
| 926 | 1 Monat. | a. v. | 15 Jahre. | Verschlimmerung. |
| 925 | 3 Wochen. | g. v. | 4 Jahre. | Oft Schmerzen. |
| 995 | 2 Monate. | g. v., dann a. v. | 13 Jahre. | Verschlimmerung. |
| 922 | 3 Wochen. | k. v. | 5 Jahre. | Ist nach Anstrengung zusammengebrochen. |
| 955 | 5 Wochen. | g. v. | 6 Jahre. | |

Tabelle II.

**Fälle mit Dienstzeit von mehr als 3 Monaten bis zur Lazarettaufnahme.**

| Nummer. | Dienstzeit bis zur Lazarettaufnahme. | Bisherige militärische Verwendung. | Zeitdauer der Krankheit im ganzen. | Grund der Aufnahme. |
|---|---|---|---|---|
| 470 | 7 Monate. | Erst im Feld, dann g. v. | 1 Jahr. | Im Felde Blutbrechen ohne Schmerzen, dann Schmerzen. |
| 482 | 13 Monate. | k. v., dann g. v. | 15 Jahre. | Magenschmerzen. |
| 477 | Etwa $^{1}/_{2}$ Jahr. | g. v. | 11 Jahre. | Nach Aufhören von Selbstverköstigung Verschlechterung, Blutbrechen. |
| 481 | 1 Jahr. | Leichtkrankenabteilung. | $1^{1}/_{2}$ Jahr. | Blutbrechen, Leibschmerzen. |
| 464 | 11 Monate. | k. v. leichter Wachdienst. | Ueber 10 Jahre. | Trotz leichter Kost Verschlimmerung. |
| 460 | $2^{1}/_{2}$ Jahre. | k. v. | 4 Jahre. | Verschlechterung. |
| 454 | $^{1}/_{2}$ Jahr. | g. v. | 6 Jahre. | Verschlechterung bei Kasernenkost. |
| 387 | $1^{1}/_{2}$ Jahr. | k. v. | Viele Jahre. | Beschwerden sofort. |
| 373 | Etwa 1 Jahr. | k. v., dann g. v. | 6 Jahre. | Blutung im Kriegsdienst. |
| 327 | $1^{3}/_{4}$ Jahr mit Unterbrechungen. | k. v. | Etwa 20 Jahre. | Trotz Beschwerden 1 Jahr ausgehalten. |
| 321 | 4—5 Monate. | Leichtkrankenkompagnie. | Etwa 10 Jahre. | Schon in Garnison krank, im Felde Verschlimmerung. |
| 319 | $1^{1}/_{2}$—2 Jahre. | k. v. | Seit Kindheit. | Allgemeine Verschlechterung. |
| 306 | $^{1}/_{2}$—$^{3}/_{4}$ Jahr. | k. v. | 8 Jahre. | Blutbrechen. |
| 280 | $1^{1}/_{4}$ Jahr. | a. v. Feld. | Seit Kindheit. | Allgemeine Verschlechterung. |
| 260 | $^{1}/_{2}$ Jahr. | k. v. leicht, dann g. v. | 10 Jahre. | Verschlechterung im Winter. |
| 258 | $^{3}/_{4}$ Jahr. | k. v., dann g. v. | 7 Jahre. | Mit Unterbrechungen Beschwerden. |
| 249 | Etwa $^{1}/_{2}$ Jahr mit Unterbrechungen. | g. v. | 8 Jahre. | |
| 235 | Etwa 2 Jahre. | a. v. | 5 Jahre. | Viel revierkrank. |

| Nummer. | Dienstzeit bis zur Lazarettaufnahme. | Bisherige militärische Verwendung. | Zeitdauer der Krankheit im ganzen. | Grund der Aufnahme. |
|---|---|---|---|---|
| 226 | 4 Monate. | g. v. | Seit Jugend. | Nach Kasernenkost und im Felde Verschlimmerung. |
| 199 | ³/₄ Jahr. | g. v. | 9 Jahre. | |
| 194 | ³/₄ Jahr. | k. v., dann g. v. | 7 Jahre. | |
| 180 | ½ Jahr. | g. v. | 10 Jahre. | Durch schwere Kost Verschlimmerung. |
| 176 | ½ Jahr. | k. v., dann g. v. | Seit Jugend. | Schmerzen. |
| 170 | 8 Monate. | k. v. | 3 Jahre. | Viel im Lazarett. |
| 160 | 4 Monate. | k. v., dann g. v. | 7 Jahre. | |
| 150 | Fast 1 Jahr. | g. v. | 4 Jahre. | Viel Beschwerden. |
| 111 | 1 Jahr. | g. v. Etappe. | 3 Jahre. | Essen wird nicht vertragen. |
| 95 | ½ Jahr. | g. v. | 24 Jahre. | Oft Schmerzen. |
| 81 | 1 Jahr. | g. v. | 8 Jahre. | Magenschmerzen. |
| 77 | 15 Monate. | k. v. | 9 Jahre. | Blutung. |
| 45 | 4 Monate. | k. v. | 4 Jahre. | Nach Ruhr Verschlimmerung. |
| 43 | 6 Monate. | g. v., später k. v. | 14 Jahre. | Erbrechen. |
| 39 | Etwa ½ Jahr. | k. v. | 18 Jahre. | Nach Ruhr Verschlimmerung. |
| 29 | ³/₄ Jahr. | g. v. | 7 Jahre. | Blutbrechen. |
| 493 | 1¼ Jahr. | g. v. | 1½ Jahr. | Schmerzen. |
| 510 | 22 Monate. | g. v. | 4 Jahre. | |
| 534 | 1 Jahr. | k. v. | 25 Jahre. | Beschwerden. |
| 540 | 6 Monate. | k. v., dann g. v. | 4 Jahre. | Magenschmerzen u. Erbrechen. |
| 552 | 8 Monate. | g. v. | 7 Jahre. | Magenkrämpfe. |
| 557 | 4 Monate. | g. v. | Von Kindheit. | Steigerung d. Schmerzen. |
| 570 | 1½ Jahr. | k. v., dann g. v. | 5 Jahre. | Dauernde Beschwerden. |
| 626 | 5 Monate. | a. v. Bureau. | 6 Jahre. | |
| 628 | 8 Monate. | k. v. | 4 Jahre. | Blutbrechen. |
| 633 | 9 Monate. | g. v. | 3 Jahre. | Blutbrechen. |
| 636 | 2 Jahre. | k. v. | 9 Jahre. | Blutbrechen. |
| 644 | 5 Monate. | k. v. | 30 Jahre. | Verschlimmerung. |
| 649 | 1½ Jahr. | k. v. | 7 Jahre. | |
| 651 | 6 Monate. | k. v. | 13 Jahre. | Erbrechen. |
| 662 | 1 Jahr. | k. v. | 13 Jahre. | Im Felde Schmerzen. |
| 666 | 1 Jahr. | k. v. | 4 Jahre. | Schmerzen. |
| 670 | 1¼ Jahr. | k. v., dann g. v. | 20 Jahre. | Teerstuhl. |
| 690 | 1 Jahr. | k. v., dann a. v. | 13 Jahre. | |
| 668 | 9 Monate. | k. v. | 10 Jahre. | Verschlimmerung. |
| 692 | 1 Jahr. | k. v. | Seit Kindheit. | Erbrechen. |
| 693 | Etwa 1 Jahr. | k. v. | 22 Jahre. | Schmerzen. |
| 715 | 1¼ Jahr. | k. v. | 6 Jahre. | Beschwerden. |
| 734 | Fast 1 Jahr. | k. v. | 15 Jahre. | Verschlimmerung. |
| 820 | 1 Jahr. | g. v. | 6 Jahre. | Magenschmerzen. |
| 822 | 1½ Jahr. | k. v., dann g. v. | 4 Jahre. | |
| 833 | 4 Monate. | k. v., dann g. v. | 9 Jahre. | Verschlimmerung. |
| 897 | 1 Jahr. | k. v. | 7 Jahre. | Verschlimmerung. |
| 900 | 4 Monate. | g. v. | 3 Jahre. | |
| 935 | 1½ Jahr. | k. v. | 16 Jahre. | Nach Ruhr Verschlimmerung. |
| 952 | 2½ Jahr. | k. v. | 11 Jahre. | Verschlimmerung. |
| 987 | 8 Monate. | g. v. | Seit Kindheit. | Verschlimmerung, Magenbluten. |

Tabelle III.
## Operierte.

| Nummer. | Dienstzeit bis zur Lazarettaufnahme. | Ursprüngliche militärische Verwendung. | Zeitdauer der Krankheit im ganzen. | Grund der Aufnahme ins Lazarett. |
|---|---|---|---|---|
| 466 | 4 Monate. | Schreibstube. | 8—9 Jahre. | Dauernde Schmerzen. |
| 323 | 4 Tage. | a. v. | Etwa 20 Jahre. | Oft Magenbeschwerden. |
| 522 | 10 Tage. | k. v. | 9 Jahre. | Magenkrämpfe. |
| 525 | 3 Monate. | g. v. | 8 Jahre. | Heftige Schmerzen, Magenblutungen. |
| 902 | $^3/_4$ Jahr. | k. v. | 7 Jahre. | Wiederkehr der Magenbeschwerden. |
| 985 | 2 Jahre. | g. v. | 7 Jahre. | Hin und wieder Beschwerden. |
| 450 | 4 bzw. 5 Wochen. | Auf der Fahrt ins Feld schon Krankmeldung. | 8 Jahre. | |

azidität im Magen herrscht. Außerdem möchte ich ganz allgemein davor warnen, die Zahl derjenigen Fälle, bei welchen durch die Gastroenterostomie eine volle Leistungsfähigkeit des Magens erreicht ist, zu überschätzen. Denn ich sehe in jedem Jahre mehrere Fälle von Gastroenterostomie, bei welchen ein Erfolg ausgeblieben bzw. ein Verschluß der Fistel oder ein Rezidiv eines Ulkus erfolgt ist. Zweig[1]) hat erst vor kurzem über 27 Fälle von Gastroenterostomie berichtet, von welchen nur 10 = 37 v. H. dauernd geheilt waren, 5 = 19 v. H. einen spastischen Fistelverschluß und 6 = 22 v. H. ein Rezidiv eines Ulkus gezeigt hatten (6 = 22 v. H. waren bald nach der Operation gestorben).

Die Tatsache, daß unter den zur Lazarettbehandlung Gelangten die Zahl der ursprünglich als g. v. oder als a. v. Eingestellten erheblich überwog, dürfte wohl so zu deuten sein, daß die Betreffenden vermutlich von vornherein ausgeprägtere Krankheitserscheinungen dargeboten haben, als die Gruppe der als k. v. Eingestellten bzw. k. v. Verbliebenen. Sie zeigt aber gleichzeitig, daß auch die Verwendung als g. v. und a. v. Verwendungsformen darstellen, die bei zahlreichen Fällen von Magengeschwür zu einem Versagen geführt haben, und zwar zum mindesten dann, wenn die Betreffenden nicht eine Sonderbeköstigung erhalten hatten, auf deren Wichtigkeit für die hier in Rede stehenden Fälle auch Römheld (l. c.), Goldscheider (l. c.) u. a. hingewiesen haben. Auch Best l. c.) hat

---

1) Zweig, Arch. f. Verdauungskrankh. 1913. Bd. 19.

die Erfolge der Lazarettbehandlung bei alten chronischen rezidivierenden Geschwüren und solchen, die am Pylorus sitzen, mit sehr großer Zurückhaltung beurteilt und geraten, daß man sich insbesondere beim Sitz eines frischen oder auch narbig verheilten Geschwürs am Pylorus durch längere beschwerdefreie Intervalle nicht zur Annahme einer endgültigen Heilung verleiten lassen soll. In ähnlicher Weise hat auch Crämer (l. c.) betont, daß ein latentes Geschwür die gleichen Gefahren darbietet, wie ein florides und infolgedessen verlangt, daß selbst nach einer erfolgreich ausgeführten Gastroenterostomie das noch vorhandene Geschwür und die begleitende Gastritis zu einer schonenden Verwendung Anlaß geben.

## 4. Dienstbeschädigung und Erwerbschädigung.

Wenn wir uns der weiter oben mitgeteilten Zahlen erinnern, die wir bezüglich des Auftretens von Magengeschwüren als einer ausschließlichen und unzweifelhaften Folge des Kriegsdienstes kennen gelernt haben, und wenn wir außerdem der Erfahrung gedenken, daß eine ganze Anzahl von Heeresangehörigen, die wegen eines Magengeschwürs in Lazarettbehandlung gelangt sind, die Einwirkungen des Kriegsdienstes viele Monate lang ohne Schaden ertragen haben, so dürfen wir die schädigende Wirkung der dem Dienst eigentümlichen Verhältnisse auf den Magen als eines ohne Mitwirkung sonstiger Momente geschwürerzeugenden Faktors nicht zu hoch einschätzen. Soweit hierbei der Ernährungsfaktor in Frage kommt, ist es allerdings richtig, daß ein Geschwür durch ungeeignete Ernährung aus der Latenz in das Stadium der klinischen Manifestation übergeführt werden kann. Dies ist aber etwas anderes, als die Frage, ob die dem Kriegsdienst eigentümlichen Verhältnisse geeignet sind, bei einem vorher völlig gesunden Menschen ohne Mitwirkung sonstiger Momente ein Geschwür zu erzeugen. Nach dem, was wir über die Häufigkeit des Vorkommens von Magengeschwüren als einer alleinigen Folge von Kriegswirkungen erfahren haben, dürfen wir jedenfalls die geschwürerzeugende Wirkung des Kriegsdienstes und der Truppenverpflegung nicht überwerten. Und was gerade die Truppenverpflegung betrifft, so war es direkt auffällig, wie rasch und wie ausgezeichnet sich der Magen bei der weitaus überwiegenden Mehrzahl der dem Heeresdienst angehörigen Mannschaften auf die Truppenkost eingestellt hat und zwar auch bei solchen Mannschaften, die infolge ihrer sozialen Lage früher gewohnt waren, eine zarte und kunstvoll zubereitete Kost zu sich zu nehmen. Trotzdem wird man nicht umhin können, in solchen Fällen, in welchen erst unter dem Einfluß der Truppenkost und der sonstigen dem Dienst eigentümlichen Verhältnisse die erste auf Geschwür verdächtige Schädigung des Magens eingetreten ist, eine Dienstbeschädigung in Betracht zu ziehen. Allerdings wird man hierbei nicht schablonenmäßig vorgehen dürfen. So wird man eine Erkrankung nach einer nur kurzdauernden, d. h. einer nur mehrwöchigen Einwirkung des mit der Ausbildung verknüpften Dienstes auf den Magen nicht ohne weiteres als Dienstbeschädigung ansehen dürfen, da ja auch die Art der Ernährung der Zivilbevölkerung in der Kriegszeit nicht gerade auf die Bedürfnisse eines empfindlichen Magens eingestellt war. Die Annahme einer Dienstbeschädigung ist u. E. nur dann zu erwägen, wenn die Einwirkung der Truppenverpflegung und der sonstigen dem Militärdienst eigentümlichen Verhältnisse längere Zeit, d. h. mehr als einige Wochen gedauert hat oder wenn ganz besondere Umstände vorlagen, welche die schädigende Einwirkung der dienstlichen Verhältnisse ohne weiteres deutlich erkennen lassen. Von „Kriegsdienstbeschädigung" darf man überhaupt nur dann sprechen können, wenn der betr. Patient längere Zeit an der Front oder hinter der Front oder wenigstens in Etappenorten mit besonders schwierigen Verpflegungsverhältnissen tätig war. An diesen Grundsätzen muß festgehalten werden, damit nicht auf dem vorliegenden Gebiete unzutreffende Urteile gefällt werden.

Eine Verschlimmerung mit hieraus abzuleitender Erwerbsschädigung darf auch nur dann festgestellt werden, wenn das Verhalten des Magens des Patienten bei der Entlassung aus dem Lazarett trotz entsprechender Behandlung offensichtlich schlechter war, als es nach genau erhobenen Feststellungen vor der Einstellung in den Dienst der Fall war. Eingehende Nachfragen über den letzteren Punkt sind deshalb nötig, weil sich ja bei unseren Erhebungen gezeigt hat, daß die weitaus überwiegende Mehrzahl der zu unserer Beobachtung gelangten Fälle von Magen- und Duodenalgeschwüren schon vor ihrer Einstellung in den Dienst deutliche Zeichen dyspeptischer Erscheinungen gezeigt hat, so daß die betreffenden Patienten schon vor der Einstellung in den Dienst zu einer Schonungskost gezwungen waren. Nach unseren Erfahrungen ist jedenfalls die Zahl der Fälle, in welchen eine erhebliche Erwerbsbeschränkung als Folge der Dienstbeschädigung in Frage kommt, keine sehr große. Da wo aber nachweislich eine offenkundige Verschlechterung des Zustandes gegenüber der Zeit vor der Einstellung vorhanden war, kann eine Erwerbsschädigung als Folge einer Dienstbeschädigung auch nicht gut in Abrede gestellt werden.

Bei der Festsetzung der Größe der Erwerbsbeschränkung ist nicht nur die durch die Abmagerung gesetzte Schwäche und die durch die Schmerzen erzeugte Schonungsbedürftigkeit des Patienten zu berücksichtigen, sondern es ist bei zahlreichen Fällen der vorliegenden Gruppe außerdem noch in Erwägung zu ziehen, daß die betreffenden Patienten durch die Beschaffung der für ihre Diät notwendigen Rohstoffe zu größeren Ausgaben gezwungen sind, als Nichtmagenkranke. Stellt doch eine durch die Krankheit erzeugte Vermehrung der Ausgaben nur eine besondere Art der Pflegebedürftigkeit dar, die in ihrem Endeffekt einer Verminderung des Erwerbes gleichgesetzt werden darf. Allerdings haben wir nur ausnahmsweise Veranlassung gehabt, die als Folge einer Dienstbeschädigung aufgetretene Erwerbsbeschränkung höher als mit 30—40 v. H. einzuschätzen und wir haben es dabei auch meist für notwendig befunden, eine Nachuntersuchung schon nach einem Jahre zu beantragen.

## b) Andere organische Magenerkrankungen.
### (Katarrhe, Karzinome, Lageveränderungen, Verwachsungen usw.)
### 1. Katarrhe und organisch bedingte Sekretionsstörungen.
#### α) Feststellung und Häufigkeit.

Von anderen organischen Erkrankungen interessieren uns hier besonders die Katarrhe. Ein „Katarrh" darf nur dann diagnostiziert werden, wenn der Mageninhalt durch einen offenkundig erhöhten Schleimgehalt ausgezeichnet ist, welcher die Speisereste des Probefrühstückes umgibt und diesem hierdurch einen schleimigen Charakter verleiht. Durch die infolge der Umhüllung mit Schleim erschwerte Berührung des Mageninhaltes mit dem Magensaft kommt trotz Vorhandenseins ausreichender Mengen von freier Salzsäure oft ein sehr schlechter Verdauungsgrad des Mageninhaltes zustande, so daß zuweilen gerade der Gegensatz zwischen ausreichenden Mengen von verdauungskräftigem Magensaft und dem schlechten Verdauungsgrad des Mageninhaltes auffällig erscheint („Kontrastbefund"). Einen erhöhten Schleimgehalt kann man besonders deutlich bei einer nüchternen Ausspülung des Magens feststellen, und es sollte eine solche deshalb in zweifelhaften Fällen stets vorgenommen werden. Die einfachen, nicht mit gesteigerter Schleimbildung einhergehenden Gastritiden entziehen sich oft einem sicheren Nachweis und es sind derartige

Fälle oft außerordentlich schwer von konstitutionellen Gastropathien
und von nervösen Erkrankungen zu unterscheiden. Ist doch das klinische Bild der chronischen Gastritis nicht ein scharf umrissenes, so
daß ganz allgemein Verwechselungen mit anderen Krankheitszuständen
häufig und leicht möglich sind. Man kann an eine chronische Gastritis
denken, wenn Klagen über Appetitlosigkeit, über Druck- und Völle-
gefühle in der Magengegend, sowie über allgemeine Unlust im Vordergrund stehen und wenn objektiv eine belegte Zunge, sowie eine diffuse Druckempfindlichkeit des Magens nachzuweisen ist. Allerdings
reichen diese Zeichen an sich nicht zu einer sicheren Diagnose aus,
sondern es müssen außerdem noch andere Erkrankungen, welche einen
ähnlichen Symptomenkomplex erzeugen können, so besonders funktionelle Erkrankungen und konstitutionelle Gastropathien ausgeschlossen
werden. Neben den diffusen Gastritiden müssen wir aber auch noch umschriebene Gastritiden unterscheiden. Allerdings hängt die Möglichkeit, die letzteren zu diagnostizieren, in hohem Grade von dem Sitz
der Erkrankung ab. Nach dieser Richtung weisen wir auf die Ausführungen hin, die wir weiter oben über parapylorische Gastritiden gemacht haben, und erinnern hier daran, daß diese u. E. ein ganz ähnliches klinisches Bild wie das Ulcus parapyloricum erzeugen können.
Aber auch andersartig lokalisierte umschriebene Gastritiden dürften
fähig sein, ein ulkusähnliches Bild hervorzurufen.

Die Zahl der Fälle, bei welchen die Diagnose einer chronischen
Gastritis allgemeiner oder umschriebener Art gestellt werden konnte,
war in unserem Material keine allzu große. Auf genauere zahlenmäßige Angaben möchten wir hier allerdings verzichten, da, wie bereits erörtert wurde, die Abgrenzung der Erkrankung von ähnlichen
Krankheitsbildern recht schwierig zu sein pflegt. Dies wird für den vorliegenden Zweck auch von anderen Seiten betont, trotzdem die Abgrenzung des Begriffes der chronischen Gastritis nicht bei sämt-
lichen Autoren in gleicher Form geübt wird. Römheld gibt als
Häufigkeit 15,33 v. H. seiner Fälle an und Craemer (l. c.) rechnet
unter den nicht ganz 400 Fällen seiner Beobachtungsserie 205 Fälle,
also etwa die Hälfte als zur chronischen Gastritis gehörig. Allerdings bemerkt Craemer, daß sich unter den betr. Fällen vermutlich auch noch mancher Fall von Geschwür befunden haben mag.
Frankl[1]) und Plaschkes fanden in einem Lazarett für Verdauungskranke sogar 95 v. H. aller Magenkranken als Träger einer chronischen Gastritis.

---

1) Frankl und Plaschkes, Arch. f. Verdauungskrankh. 1918. Bd. 24.

Bei unserem Material handelte es sich teils um Zustände, die schon vor dem Kriege bestanden hatten, teils um solche, die erst im Kriege — und zwar besonders häufig im Anschluß an akute Infektionskrankheiten, insbesondere an Ruhr, Typhus und Paratyphus — entstanden waren. Differentialdiagnostische Schwierigkeiten fanden wir nicht bloß hinsichtlich der Unterscheidung von Geschwüren und Neurosen, sondern wir trafen die hier beschriebenen Symptomenkomplexe nicht ganz selten auch als Ausdruck einer Allgemeinerkrankung, wie beginnender Tuberkulose, von Morbus Addisonii u. ähnl. an. Infolgedessen haben wir bei der vorliegenden Krankheitsgruppe auf Allgemeinkrankheiten besonders genau geachtet und für die Benennung der Krankheit die Grundkrankheit und nicht den Folgezustand gewählt. Auch Ueberlagerungs- bzw. Restneurosen sind wir hier nicht ganz selten begegnet. Zur Anerkennung einer besonderen, durch ein eigenartiges klinisches Bild charakterisierten „Kriegsgastritis“ im Sinne von Frankl und Plaschkes (l. c.) können wir uns aber nicht entschließen. Denn es kommen sowohl die einzelnen von den genannten Autoren angegebenen Krankheitszeichen, als auch das Gesamtbild bei Gastritiden anderer Herkunft vor und wir wissen ferner auch, daß gleichartige Zustände nicht bloß im Kriege, sondern auch im Frieden nach akuten Infektionskrankheiten, wie Cholera, Typhus, Paratyphus, Ruhr, Malaria, in die Erscheinung treten können. Ferner sehen wir in den von Frankl und Plaschkes besonders erwähnten schweren Folgeerscheinungen, wie Anämie, Neigung zu Oedemen und hochgradiger allgemeiner Schwäche, teils Folgen der hochgradigen Unterernährung der betreffenden Fälle, teils den Ausdruck einer besonders starken, zum Teil auf die Kriegseinwirkungen selbst zurückzuführenden, Erschlaffung des Nervensystems. Geben doch die genannten Autoren selbst an, daß sie bisweilen eine Struma „gewöhnlich parenchymatöser Natur“ feststellen konnten, und führen sie doch selbst die von ihnen häufig beobachtete Bradykardie und den Oberbauchmeteorismus auf vagotonische Vorgänge zurück. Wenn die genannten Autoren so häufig Subazidität und Anazidität antrafen, so hängt dies wohl damit zusammen, daß, wie es scheint, die weitaus überwiegende Mehrzahl ihrer Beobachtungen Folgeerscheinungen von akuten Infektionskrankheiten darstellte, als deren Nachwirkung man — wenigstens zu gewissen Zeiten nach Schluß der Krankheit — relativ häufig eine Erniedrigung der Säurewerte feststellen kann. So geben die Autoren selbst an, daß man nach Typhus beiläufig 25 v. H. anazide und gegen 50 v. H. subazide Gastritis feststellen kann, und daß man bei Paratyphus sogar 50 v. H. anazide und 35 v. H. subazide Werte bei vorhandener Gastritis vorfinden kann.

Ueber diese postinfektiöse Gastritis subacida bzw. anacida liegt schon eine ziemlich beträchtliche Literatur vor [W. Schlesinger[1]), Porges[2]), Roubitschek und Laufer[3]), H. Strauß[4]), Brünauer[5]), Schröder[6]) u. a.], aus welcher sich ergibt, daß insbesondere nach Ruhr relativ häufig Subazidität gefunden werden kann. Allerdings haben meine eigenen, bereits an anderer Stelle[7]) erörterten Beobachtungen diesen Befund nicht in der großen, von den genannten Autoren gefundenen Häufigkeit feststellen können. Schließlich verdient es noch Beachtung und ist es gerade im Hinblick auf meine eigenen — erst längere Zeit nach Ueberstehen der akuten Infektionskrankheit gemachten — Beobachtungen von besonderem Interesse, daß Frankl und Plaschkes in ihren Fällen einen auffällig raschen und weitgehenden Behandlungserfolg feststellen konnten. Sie bemerken: „An vielen Stellen gelang es uns, sobald wir die Gastritis verbunden mit gewaltiger Schleimabsonderung und Fehlen der Säuresekretion festgestellt hatten, bereits bei den knapp nachfolgenden Untersuchungen nahezu oder vollkommen normale Verhältnisse aufzufinden . . . . . doch hatten wir immerhin eine Zahl von Patienten, die unter den Anaziden ungefähr 5 v. H. ausmachen dürften, welche im Laufe der Beobachtung sich zu vollkommenen Achylikern mit Versiegen auch der Fermente entwickelten". Auch die pathologisch-anatomische Untersuchung der 8 zur Obduktion gelangten Fälle von Frankl und Plaschkes ergab nichts für die Kriegsgastritis speziell Eigentümliches, sondern es handelte sich in den betreffende Fällen meist um eine Teilerscheinung einer infektiösen Gastroenteritis. Aus meinen eigenen Obduktionserfahrungen kann auch ich über einen Fall von chronischer Dysenterie berichten, bei welchem die Autopsie gleichfalls eine typische diffuse Gastritis ergeben hat. Auf die Angabe von Frankl und Plaschkes, daß die katarrhalischen Erscheinungen „namentlich im pylorischen Anteil und weniger im Fundus" ausgeprägt waren, ist bereits früher im Hinblick auf einen besonderen Zweck (parapylorische Entzündungsprozesse) hingewiesen worden.

Bezüglich des Verhaltens der Magensaftsekretion war ein einheitliches Verhalten der Sekretion in den einzelnen Fällen von chronischer Gastritis nicht zu finden. Dies ist nicht zu verwundern,

1) W. Schlesinger, Wiener med. Wochenschr. 1915. Nr. 10.
2) Porges, Ebenda. 1915. Nr. 15.
3) Roubitschek und Laufer, Therap. Monatsh. 1915. Nr. 6.
4) H. Strauß, Zeitschr. f. ärztl. Fortbild. 1916. Nr. 1.
5) Brünauer, Wiener med. Wochenschr. 1917. Nr. 6 u. 7.
6) Schröder, Deutsche med. Wochenschr. 1917. Nr. 37.
7) H. Strauß, Therapie d. Gegenw. 1917. Nr. 12.

weil man sich immer mehr davon überzeugt hat, daß bei chronischen Gastritiden nicht bloß eine mehr oder weniger starke Herabsetzung der Magensaftsekretion vorkommt, sondern daß nicht ganz selten auch normale oder sogar hyperazide Säurewerte anzutreffen sind. Wir selbst haben uns wenigstens nicht gerade selten zur Diagnose einer „Gastritis acida" veranlaßt gesehen, wenn wir bei Vorhandensein eines guten Gebisses und ausreichenden Kauaktes trotz reichlicher Mengen von freier Salzsäure einen zähklumpigen Mageninhalt antrafen und bei der mikroskopischen Untersuchung des Mageninhalts eine auffällig große Anzahl von an Kernresten erkennbaren Leukozyten vorfanden, und haben schon früher[1]) auf die diagnostische Bedeutung eines solchen „Kontrastbefundes", d. h. des Gegensatzes zwischen einer guten Magensaftsekretion und einer nur mangelhaften „Amylorrhexis"[2]) für die Feststellung einer „Gastritis acida" hingewiesen. Nicht ganz selten war auch ein zeitlicher Wechsel der Säurebefunde („Heterochylie") anzutreffen, den wir ohne weiteres verstehen können, wenn wir erwägen, daß die Intensität des Entzündungsprozesses zeitlichen Schwankungen unterworfen ist. Eine erhebliche Schädigung der Motilität des Magens haben wir bei den diffusen Gastritiden kaum je beobachten können. Allerdings sahen wir bei den mit Pylorospasmen komplizierten Fällen gelegentlich geringgradige Motilitätsstörungen. In ganz allgemeiner Weise äußert Craemer[3]) bezüglich der an seinem Material gemachten Beobachtungen: „Die übergroße Mehrzahl aller Magenkranken betreffen die chronische Gastritis acida und acida mucosa zum Teil mit stärkerer motorischer Insuffizienz, d. h. von nicht ganz 400 Fällen, die für die Statistik verwendet werden konnten, mehr als die Hälfte, nämlich 205, davon nur 21 ohne Sekretionsstörung, während alle anderen 184 Hyperchlorhydrie, manche auch Hypersekretion zeigten. Diesen stehen nur 65 Fälle von Gastritis subacida und anacida, teils mit, teils ohne größere Schleimabscheidung entgegen". Allerdings bemerkt Craemer, daß unter seinen Fällen von Gastritis acida gar mancher Fall von Magengeschwür gewesen sein mag. Wenn trotzdem aber auch heute noch die durch dauernde Anazidität oder durch hochgradige Subazidität ausgezeichneten Fälle im Vordergrund des Interesses stehen, so liegt dies vorwiegend daran, daß diese, namentlich wenn gleichzeitig eine vermehrte Schleimabscheidung besteht, der Diagnose leichter zugänglich sind als die anderen Fälle,

---

1) H. Strauß, Internat. Beitr. z. Pathol. u. Ther. d. Ernährungsstörungen. 1910. Bd. 1.
2) H. Strauß, Deutsches Archiv f. klin. Med. Bd. 55.
3) Craemer, Münch. med. Wochenschr. 1917. Nr. 34.

sowie auch daran, daß sie häufiger zu Folgeerscheinungen von seiten des Darmes — sei es in Form von subjektiven Beschwerden oder in Form von ausgeprägten gastrogenen Diarrhöen — Veranlassung geben.

Unter den Fällen von Subazidität besitzen die Dauerformen von Anazidität = Achylia oder Apepsia gastrica nicht nur nach der klinischen, sondern auch nach der genetischen Seite ein besonderes Interesse. Denn keineswegs alle Fälle von dauernder Anazidität stellen chronische Gastritiden dar, sondern es kommen zahlreiche Fälle dieser Art nur auf funktionellem Wege zustande. Im einzelnen Falle ist es infolgedessen oft sehr schwer zu entscheiden, ob eine organische oder nur funktionell bedingte Form von sekretorischer Insuffizienz vorliegt. In bedingter Weise kann man zur Unterscheidung der konstitutionellen Formen von den sekundären Formen das Vorhandensein anderer konstitutioneller Stigmata, so u. a. den Befund einer ausgeprägten Mononukleose des Blutes (= „Infantilismus sanguinis") verwerten (s. oben). Ebenso wie bei den chronischen Gastritiden interessieren aber auch hier die mit ausgeprägten Beschwerden einhergehenden Formen weit mehr als die „latent" oder „kompensiert" verlaufenden Krankheitsfälle. Bei den ersteren machte sich in einem Teil der Fälle die Wirkung der Störung in der Form von gastrogenen Diarrhöen, in einem anderen Teil in der Form einer ausgeprägten Hyperaesthesia gastrica geltend. Unter anderem fanden wir auch eine Reihe von Vertretern desjenigen Typus, welchen ich seinerzeit mit dem Namen „Hydrorrhoea gastrica" bzw. „Gastrohydrorrhoe" bezeichnet hatte[1]), und auf welche ich schon weiter oben eingegangen bin. Die betreffenden Fälle waren dadurch charakterisiert, daß ihr Mageninhalt nach Probefrühstück trotz fehlender Salzsäureabscheidung einen hohen Schichtungsquotienten aufwies, und daß man auch bei der Röntgenuntersuchung auffallend rasch eine sehr hohe Intermediärschicht antraf. Befunde der letzteren Art sind nicht nur von mir, sondern auch von Helm[2]) u. a. erhoben worden. Die Beschwerden der betreffenden Patienten bestanden meist in Magendruck, ferner in Empfindlichkeit gegen gröbere Speisen und zuweilen auch in Erbrechen. Ich habe seinerzeit diese Krankheitsgruppe als „Anaciditas hydrorrhoica" der „Anaciditas anhydrorrhoica" gegenübergestellt und sehe in ihr die Verbindung eines Lähmungszustandes desjenigen Teiles des sekretorischen Apparates, welchem die Salzsäureabscheidung obliegt, mit einem Reizzustand desjenigen Teiles des sekretorischen Apparates,

---

1) H. Strauß und Roth, Zeitschr. f. klin. Med. Bd. 37, Berl. klin. Wochenschr. 1917. Nr. 7 u. a. a. O.
2) Helm, Prager med. Wochenschr. 1914. Nr. 20.

welchem die Aufgabe der Verdünnungssekretion zukommt. Nach den Erfahrungen, die wir weiter oben über die Beziehungen des Sitzes eines Geschwürs zum Auftreten einer digestiven Hypersekretion erörtert haben — unter den Fällen von digestiver Hypersekretion bei Magengeschwür waren ja auch einige anazide Fälle vorhanden (s. oben) —, halte ich es nicht für unmöglich, daß auch für das Zustandekommen der Anaciditas hydrorrhoica die Lokalisation des Reizzustandes (parapylorische Lokalisation?) von Bedeutung ist.

Auf eine zahlenmäßige Zusammenstellung der Häufigkeit der Fälle von Achylie unseres Materials möchte ich keinen zu großen Wert legen, da bereits weiter oben erwähnt ist, daß die betreffende Zahl bei demselben Beobachter zeitlich ganz erheblich wechseln kann. Ich habe bereits erwähnt, daß von Sekretionsanomalien in meiner Beobachtung 42 Fälle von Anazidität (Azidität bis 8) und **38** Fälle von Subazidität (Azidität bis 20) 93 Fällen von Hyperazidität gegenüberstehen. Rechne ich die Gesamtzahl der Untersuchten mit etwa 800, so wäre die Häufigkeit der Anazidität und Subazidität etwa 10 v. H. Auch von einer genaueren Besprechung des viel erörterten Zusammentreffens mit **perniziöser Anämie** möchte ich hier Abstand nehmen, da wir bei unserem Material die Verbindung von dauernder Anaciditas hydrochlorica mit perniziöser Anämie so selten sahen, daß wir auch durch unsere Kriegsbeobachtungen in unserer bereits früher geäußerten Auffassung[1] bestärkt wurden, daß eine sekretorische Insuffizienz sowie eine chronische Gastritis zur Erzeugung einer perniziösen Anämie nicht ausreichen, sondern daß wir in dem Zusammentreffen beider Zustände entweder die koordinierte Folge einer gemeinsamen Ursache oder in der Achylie sogar eine Folgeerscheinung der perniziösen Anämie zu suchen haben. Ich nähere mich auf diesem Gebiete den Anschauungen von Martius[2], und möchte auf Grund meiner früheren Untersuchungen[3] über Vermehrung der lymphatischen Elemente in der Schleimhaut des Magen-Darmkanals auch auf diesem Gebiete konstitutionellen Momenten eine besondere Bedeutung beimessen. Es erscheint sogar auffällig, daß die zahlreichen durch den Krieg erzeugten Schädigungen der Ernährung den zelligen Anteil des Blutes nur wenig beeinflußt haben [siehe auch Poetter[4], Wassermann[5], eigene Beobachtungen[6] u. a.]. Schwere Anämien trafen wir dagegen

1) H. Strauß, Zeitschr. f. klin. Med. 1900. Bd. 41 u. Berl. klin. Wochenschr. 1902. Nr. 34 u. 35.
2) Martius, l. c. u. a. a. O.
3) H. Strauß, Berl. klin. Wochenschr. 1902. Nr. 34 u. 35.
4) Poetter, Deutsche med. Wochenschr. 1917. S. 590.
5) Wassermann, Münch. med. Wochenschr. 1918. Nr. 34.
6) H. Strauß, Münch. Jahresk. 1918. August.

nicht ganz selten im Zusammenhang mit Karzinom und mit hartnäckig blutenden Geschwüren. Das Blutbild dieser sekundären Anämien zeigte aber nicht die seinerzeit von mir[1]) für perniziöse Anämie als charakteristisch genannte Verbindung von Leukopenie und Lymphozytose. Diesen Befund hatte ich seinerzeit mit der in Fällen gleicher Art auch von Lubarsch[2]) nachgewiesenen Vermehrung des lymphatischen Gewebes im Magen-Darmkanal („Lymphatismus gastro-intestinalis") in Zusammenhang gebracht.

Auf die Hyperazidität als Teilerscheinung gastritischer Prozesse möchte ich hier nicht genauer eingehen, da ich der Steigerung der Sekretion im vorigen Kapitel ausführlich gedacht habe, sondern in diesem Zusammenhange nur wiederholen, daß Hyperazidität und Anazidität an sich nur als Symptome anzusehen sind, und daß nicht nur für die Behandlung, sondern auch für die Begutachtung in erster Linie die Grundkrankheit ins Auge zu fassen ist, und zwar auch dann, wenn sich die genannten Symptome mit ihren den Patienten belästigenden Folgeerscheinungen im klinischen Bilde vordrängen.

Soweit die Achylie und die höheren Grade von Subazidität in Frage kommen, waren die Bedingungen, unter welchen die durch sie erzeugten Beschwerden und objektiv nachweisbaren Störungen auftraten, meist derartige, daß für sie in der Regel dieselbe militärärztliche Beurteilung in Frage kam, wie für die Beurteilung der chronischen Gastritiden. Für die Beurteilung sind dabei nicht nur die Stärke und die Dauer der Beschwerden, sondern auch die Art und Stärke ihrer Rückwirkung auf den Gesamtorganismus (Unterernährung, Neigung zu Durchfällen usw.) ins Auge zu fassen.

### β) Behandlung und Behandlungserfolge.

Es stellten nur solche Fälle von chronischer Gastritis — und ein gleiches gilt auch für die auf dem Boden der chronischen Gastritis zustande gekommenen Sekretionsstörungen, falls deren Folgen eine gewisse Selbständigkeit im klinischen Bilde erlangt hatten — den Gegenstand einer Behandlung dar, bei welchen ausgeprägte subjektive Beschwerden vorlagen. In Fällen dieser Art haben wir meistens, wenn auch nicht immer, durch zarte Kost, medikamentöse Behandlung und Verabfolgung von alkalischen Mineralwässern auf nüchternen Magen, ferner durch diätetische und medi-

---

1) H. Strauß und Rohnstein, Die Blutzusammensetzung bei den verschiedenen Anämien. Berlin 1901. Hirschwald. — H. Strauß, Berl. klin. Wochenschr. 1902. Nr. 34 u. 35.

2) Lubarsch, Anhang zu Martius: Achylia gastrica. Leipzig u. Wien 1897.

kamentöse Beeinflussung der Darmfunktion und durch eine den besonderen Erfordernissen des Einzelfalles entsprechende Allgemeinbehandlung in der Mehrzahl der Fälle eine Besserung und in einem Teil der Fälle ein völliges Verschwinden der Beschwerden erreicht. In einer nicht geringen Anzahl von Fällen erschien uns auch die Sorge für ein brauchbares Gebiß als eine besonders wichtige Aufgabe der Behandlung. So konnten wir es erreichen, daß die Mehrzahl der Patienten als g. v. mit der Empfehlung von Schonungskost entlassen werden konnten. Die Schlußerfolge der Behandlung waren jedenfalls, wenn Komplikationen, wie allgemeine Schwäche oder Anämie, fehlten, im allgemeinen besser, als bei den Fällen von Magengeschwür. Auch Römheld und Craemer (l. c.) haben über ähnliche Behandlungsergebnisse berichtet.

γ) **Dienstbeschädigung und Erwerbsschädigung.**

Dienstbeschädigung bzw. Kriegsdienstbeschädigung haben wir nur da angenommen, wo die Dinge ganz durchsichtig lagen. Zum mindesten verlangten wir für die Annahme einer Dienstbeschädigung, daß die Krankheit eine bestimmte Intensität besaß und daß der Patient vorher entweder ganz gesund oder nachweislich in weit besserem Zustande war, als zur Zeit der Entlassung aus dem Lazarett. In einer Reihe von Fällen mußten wir auch eine Erwerbsbeschränkung als Folge der im Kriege erworbenen oder hochgradig verschlimmerten Krankheit anerkennen, doch war die Erwerbsbeschränkung in den betreffenden Fällen meist nur eine relativ geringfügige.

## 2. Magengeschwülste.

### α) Klinisches.

Von den übrigen organischen Erkrankungen des Magens gaben auch die beobachteten Fälle von Karzinom zu einigen bemerkenswerten Betrachtungen Anlaß.

Wie die umstehende, von Herrn Dr. Rosendorff zusammengestellte Tabelle zeigt, sahen wir 21 Fälle von Magenkarzinom. Fast in allen Fällen war die Diagnose durch einen entsprechenden Palpationsoder Röntgenbefund schon vor der Leichenöffnung hinreichend sichergestellt. 3 Fälle waren weniger als 40 Jahre alt. In 2 Fällen bestand eine hereditäre Belastung im Sinne von Magenkarzinom. Einer der Fälle stellte ein Ulcus penetrans carcinomatosum dar. Fünfmal enthielt der Mageninhalt freie Salzsäure. Die Häufigkeit dieses Befundes ist auffällig und vielleicht damit zu erklären, daß ein Teil der betreffenden Fälle auf dem Boden eines alten Magengeschwürs

| Nr. | Alter | Heredität | Dienstzeit vor der Erkrankung | Erste Krankheitserscheinung |
|---|---|---|---|---|
| 79 | 41 Jahre. | 0 | 1½ Jahr im Felde. | Vor 1 Jahr. |
| 83 | 43 Jahre. | 0 | 14 Monate im Felde. | Vor 1½ Jahr. |
| 259 | 41 Jahre. | 0 | 14 Monate im Felde. | Vor ¾ Jahren, vor 3 Monaten Blutsturz. |
| 349 | 35 Jahre. | 0 | 16 Monate im Felde. | Vor 9 Monaten. |
| 389 | 31 Jahre. | 0 | 1 Jahr. | Vor 6 Monaten. |
| 590 | 39 Jahre. | Vater an Magenleiden † | ¾ Jahr im Felde vor der Operation, nachher wieder im Felde. | 2 Jahre vor dem Kriege Remission, vor 1½ Jahr operiert, konnte alles essen, vor 2 Monaten wieder Schmerzen. |
| 595 | 47 Jahre. | 0 | 1½ Jahr im Felde. | Vor 4 Monaten. |
| 606 | 43 Jahre. | 0 | 2 Jahre Etappe. | Vor 5 Monaten 2 mal operiert. |
| 631 | 42 Jahre. | 0 | 2½ Jahre Etappe. | Vor ¾ Jahren. |
| 697 | 47 Jahre. | 0 | 3 Monate. | Vor 3 Monaten. |
| 716 | 45 Jahre. | 0 | 1—2 Monate. | 22.6.1914 operiert, altes Magenleiden, Tumor, Carcinoma pylori reseziert. |
| 730 | 45 Jahre. | 0 | 1¾ Jahr. | Vor 4 Monaten. |
| 787 | 43 Jahre. | 0 | Etwa ½ Jahr Felddienst, im ganzen 2 Jahre Dienst. | Vor 7 Monaten. |
| 824 | 44 Jahre. | 0 | 2 Jahre im Felde. | Vor 1½ Jahr. |
| 885 | 37 Jahre. | 0 | 3 Jahre. | Vor 2 Jahren mit Remissionen. |
| 888 | 45 Jahre. | 0 | 2 Jahre. | Vor ½ Jahr. |
| 936 | 36 Jahre. | 0 | 2½ Jahre im Felde. | Vor ½ Jahr Operation. |
| 958 | 34 Jahre. | 0 | 1 Jahr. | Vor ¾ Jahren operiert. |
| 969 | 44 Jahre. | 0 | ½ Jahr. | Vor 4 Monaten. |
| 977 | 45 Jahre. | 0 | 3 Jahre. | Vor 4 Monaten. |

entstanden war. Okkultes Blut fehlte in 3 Fällen. Dies spricht keineswegs gegen unsere eigenen sonstigen Erfahrungen auf dem vorliegenden Gebiete, da wir auch sonst bei Magen- und Darmkarzinomen okkultes Blut keineswegs konstant gefunden haben. Denn wir haben in unseren Friedenserfahrungen okkultes Blut bei etwa $\frac{1}{5}$ unserer Fälle von Magen- und Darmkarzinom vermißt.

**Magenkarzinom.**

| Mageninhalt | Okkultes Blut | Röntgenbefund | Sonstiges |
|---|---|---|---|
| 360 ccm. Azidität 13/24, Sarzine, 200 ccm Rückstand. | Negativ. | Füllungsdefekt in der Antrumgegend. | |
| Azidität 0/6, Blut +. | Positiv. | Füllungsdefekt. | Lebertumor. |
| Azidität 0/?. | Negativ. | ? | Autopsie: Lebertumor, eitrige Erweichung der Leber. |
| Sarzine, Azidität 24/50, Blut +. | Positiv 7 mal, negativ 5 mal. | Füllungsdefekt im Antrum. | |
| Erbrechen, Azidität 0/50, Blut +. | ? | ? | Moribund eingeliefert. |
| Azidität 6/32, Blut +. | ? | ? | Autopsie: Carcinoma pylori mit Perforation. |
| Azidität 0/44, Blut +. | ? | Tumor am Antrum und Pylorus. | Gestorben. |
| Azidität 0/10, Blut —, großer Rückstand. | Positiv. | Entleerung durch Gastroenterostomie. | Drüsenmetastasen. |
| Große Menge. Azidität 0/48, Blut +. | Positiv. | Füllungsdefekt in der Antrumgegend. | Tumor. |
| Azidität 0/10, Blut +. | Positiv. | Doppelter Füllungsdefekt. | Resistenz. |
| Azidität 0/8, Blut +. | Positiv. | Karzinom von der kleinen Kurvatur und vom Antrum ausgehend. | Tumor. |
| ? | ? | Karzinom des Peritoneums. | Tumoren. |
| ? | ? | Füllungsdefekt. | |
| Azidität 4/24, Blut +, Sarzine. | Positiv. | Antrum eingerollt, schlechte Entleerung. | Tumor fühlbar. |
| Erbrechen, Azidität 0/48, Blut +. | Positiv. | Skirrhus der. kleinen Kurvatur. | Schwere Anämie, Hautblutungen. Autopsie: Skirrhus. |
| Azidität 28/48, Blut +. | Positiv, | Füllungsdefekt. | Tumor. |
| Azidität 0/40, Blut +. | Positiv u. negativ. | ? | Autopsie: Penetrierendes Ulcus pylori karzinomatös degeneriert. Metastasen in der Leber. |
| Ikterus, Aszites. | Positiv. | ? | Carcinoma ventriculi laut Operation. |
| Azidität 0/18, Blut —. | Negativ. | ? | Resistenz in der Magengegend. |
| Azidität 0/6, Blut —. | Positiv. | Füllungsdefekt. | Tumor. |

Um genauere Zahlenangaben auf diesem Gebiete zu gewinnen, habe ich die aus den letzten Jahren stammenden Krankengeschichten meiner Zivilabteilung durchsehen lassen und habe bei 56 Fällen von Magen- oder Darmkarzinom, deren Diagnose durch Sektion, Operation oder durch einwandfreie Röntgenbefunde sichergestellt war, folgendes feststellen können:

Unter 56 Fällen fand sich ein
dauernd positiver Blutbefund in 25 Fällen = 44,64 v. H.,
  davon betrafen 19 Fälle Carcinoma ventriculi,
      6 „     „    coli bzw. recti:
dauernd negativer Blutbefund in 12 Fällen = 21,43 v. H.,
  davon betrafen 11 Fälle Carcinoma ventriculi,
      2 „     „    coli bzw. recti;
abwechselnd positiver und negativer Befund fand sich' im ganzen in 19 Fällen
= 33,95 v. H.

Derselbe war häufiger positiv als negativ in 9 Fällen = 16,07 v. H.
    davon betrafen 6 Fälle Carcinoma ventriculi,
        3 „     „    coli bzw. recti.

Derselbe war häufiger negativ als positiv in 7 Fällen = 12,5 v. H.
    davon betrafen 6 Fälle Carcinoma ventriculi,
        1 Fall     „   coli.

Derselbe war mit gleicher Häufigkeit positiv wie negativ in 3 Fällen = 5,3 v. H.
    davon betrafen 2 Fälle Carcinoma ventriculi,
        1 Fall     „   coli.

In den vorstehend besprochenen Fällen, bei deren Zusammenstellung ich von meiner Assistentin, Fräulein Dr. Wolpe, freundlichst unterstützt wurde, ist die Untersuchung mit nur ganz vereinzelten Ausnahmen mindestens 3—4 mal in ununterbrochener Folge durchgeführt worden. Nur in wenigen — keinesfalls mehr als 5 — Fällen hatten wir uns aus äußeren Gründen mit einer geringeren Anzahl von Untersuchungen begnügen müssen.

In einem unserer Fälle von Magenkarzinom war eine bohnengroße Verhärtung am Nabel zu fühlen, die wir ursprünglich für eine Nabelmetastase gehalten hatten. Die Leichenöffnung zeigte aber, daß es sich um eine entzündliche Verhärtung gehandelt hatte. Eine Verhärtung des Nabels darf also nur mit Vorsicht als „Nabelmetastase" gedeutet werden. Ein anderer Fall war durch massenhafte Hautblutungen ausgezeichnet, wie ich sie schon früher einmal in vorgerückten Stadien eines Magenkarzinoms beobachtet hatte. Einer der Fälle von Pyloruskarzinom zeigte eine außerordentlich lange Dauer der Krankheit und erinnerte in vieler Beziehung an eine ähnliche von mir einmal in der Gesellschaft der Charité-Aerzte besprochene Beobachtung[1]), in welcher der an Pneumonie erfolgte Exitus erst 3 Jahre und 4 Monate nach der wegen Karzinoms erfolgten Gastroenterostomie eingetreten war.

Der durch seinen auffällig langsamen Verlauf ausgezeichnete Fall war folgender:

Patient ist 45 Jahre alt, im Zivilberuf Anstreicher, verheiratet und Vater von 7 Kindern. Im Jahre 1902 machte er eine Leistendrüsenoperation und im Jahre 1908 eine Bleikolik durch, von welcher eine Magenschwäche zurückblieb. Im Jahre 1912 wurden die Magenbeschwerden stärker. Es traten dauernde, zeitweilig sehr heftige Schmerzen sowie Erbrechen auf. Das Erbrochene soll zuweilen von roten Streifen durchzogen gewesen sein. Da eine Besserung nicht er-

---

1) H. Strauß, Berl. klin. Wochenschr. 1901. S. 257.

folgte, wurde Patient im Mai 1914 im Allerheiligen-Hospital in Breslau operiert. Die Schmerzen wurden durch die Operation zwar nicht beseitigt, aber doch so gebessert, daß Patient wieder seiner Beschäftigung nachgehen konnte. Am 28. 2. 1917 wurde Patient eingezogen, mußte sich aber wegen Verschlimmerung seiner Magenbeschwerden wiederholt revierkrank melden. Im April 1917 lag er 10 Tage im Reservelazarett zu B. Von dort kam er nach einem Wachtkommando, mußte aber wegen Zunahme der Schmerzen, sowie wegen Erbrechens und Eintretens von Durchfällen sich bald wieder krank melden.

Bei der am 6. 6. 1917 erfolgten Aufnahme in das Lazarett klagte Patient über Schmerzen im Magen, Aufstoßen, Erbrechen und Rückenschmerzen, sowie über gelegentlich auftretende Diarrhöen, ferner über allgemeine Mattigkeit und über hochgradige Abmagerung.

Der objektive Befund ergab einen in starker Abmagerung befindlichen mittelgroßen Patienten, der sowohl in der Leistengegend, als auf der Bauchhaut eine Operationsnarbe darbot. Die Haut und die sichtbaren Schleimhäute sind sehr blaß. An beiden Knöcheln befinden sich Oedeme. Die Zunge ist weißlich verfärbt, am Zahnfleisch befindet sich ein Bleisaum.

Die Untersuchung der Thoraxorgane ergibt am Herzen unreine Töne, die von leichten Geräuschen begleitet sind, und an der rechten Lunge seitlich eine leichte Dämpfung.

Der Leib ist im oberen Teile aufgetrieben und zeigt die bereits oben erwähnte Narbe an der Bauchhaut, die vom Schwertfortsatz bis über den Nabel hinweggehend, in einer Länge von 13 cm reicht. Sie ist fest und nicht gerötet. Die Auftreibung des Leibes ist durch einen harten kugeligen Tumor verursacht, der die ganze Oberbauchgegend einnimmt, ungefähr kindskopfgroß ist und starke Druckempfindlichkeit zeigt. Der untere Teil des Leibes ist weich und nicht druckempfindlich. Die Leber ist anscheinend nicht vergrößert, jedoch von dem erwähnten Tumor nicht genauer abzugrenzen. Die Milz ist nicht palpabel.

Die Röntgenuntersuchung zeigt, daß der fühlbare Tumor mit der kleinen Kurvatur und der Antrumgegend zusammenhängt, so daß vom Magen nur noch ein schmaler, nach der großen Kurvatur zu gelegener Streifen übrig geblieben ist. Die Magenentleerung erfolgt sofort durch eine an sehr günstiger Stelle angenähte Jejunalschlinge. Nur im oberen Magenteil erhält sich etwas Brei.

Der Urin enthält weder Eiweiß noch Zucker, aber Harnsäurekristalle.

Der Mageninhalt ist schlecht verdaut, enthält keine freie Salzsäure, Gesamtazidität 8. Nüchtern enthält der Magen nur 1 ccm heller Flüssigkeit.

Der Stuhl ist diarrhoisch und enthält viel Schleim. Bei Verabreichung von fleischfreier Diät zeigt er dauernd einen positiven Ausfall der Benzidinprobe.

Nach dem vorliegenden Befunde konnte an der Diagnose Magenkarzinom kein Zweifel bestehen und es fragte sich nur, ob bereits zur Zeit der Operation, d. h. vor 3 Jahren, schon eine bösartige Neubildung am Magen bestanden hat. Der von dem damaligen Operateur, Herrn Prof. Tietze, eingeholte Bericht ließ dies klar erkennen. Der betreffende Bericht lautete:

„Oberer Medianschnitt, der nach rechts und links in die Recti erweitert werden muß. Großer typischer karzinomatöser Pylorustumor, beweglich. Drüsen an kleiner Kurvatur und Hinterwand. Große Kurvatur frei. Tumor in der Mitte ulzeriert. Die Ulzeration dient dem Speisendurchtritt. Freie Stelle an großer Kurvatur straff über den Tumor gespannt, so daß nichts vorbei kann. Resektion zwar schwer, gelingt aber sonst typisch nach Billroth II. Duodenalstumpf dreischichtig überdeckt. Schichtenweise Bauchnaht, Drain für 24 Stunden ins Peritoneum.“

Es darf also in dem vorliegenden Falle die bisherige Dauer des Karzinoms auf etwa 5 Jahre veranschlagt werden.

In der weitaus überwiegenden Mehrzahl der Fälle waren die ersten Krankheitserscheinungen erst während des Dienstes in die Erscheinung getreten. Da die Betreffenden meist vorher völlig gesund waren, so hatte die Krankheit bei vielen im Felde begonnen.

Eine ganze Anzahl der Patienten hatte aber trotz erheblicher Beschwerden mit bewundernswertem Heldenmut noch viele Monate — einige mehr als $1/_2$ Jahr — im Felde ausgehalten. Vielfach waren die Anfänge der Krankheit als „Magenkatarrh“ angesehen worden. In 2 Fällen, bei welchen schon zur Zeit der Einstellung in den Militärdienst Magenbeschwerden vorlagen (Fall 697 und 716), hätte aber wohl eine genaue Untersuchung auf die richtige Fährte führen können.

Das anatomische Präparat von einem Falle von Sarkom des Magens wurde mir von einem meiner früheren Assistenten zugesandt. Der Träger dieses Sarkoms, ein Landsturmmann, war einer Magenblutung erlegen, die plötzlich mitten in voller Gesundheit aufgetreten war. Das Sarkom war im Beginn und kleinpflaumengroß. Es zeigte nach der Magenseite geschwürigen Zerfall, hatte aber die Magenwand nach der Serosaseite hernienartig vorgewölbt.

#### β) Dienstbeschädigung.

Für die Beurteilung der Dienstbeschädigungsfrage haben wir uns stets an die humanen, durch kriegsministerielle Verfügung vom 5. II. 18 Nr. 67 II 17 gegebenen, Richtlinien gehalten, und Kriegsdienstbeschädigung bei Leuten als gegeben erachtet, wenn diese ungefähr 3 Monate Felddienst getan hatten, „sofern nicht besondere Gegengründe vorlagen“. Waren die Betreffenden aber nicht im Felde, so haben wir — allerdings unter Berücksichtigung der besonderen Verhältnisse des einzelnen Falles — Dienstbeschädigung als vorliegend angenommen, wenn die betreffenden Leute — zumal in vorgeschrittenem Alter — etwa 6 Monate anstrengenden Dienst in der Heimat geleistet hatten. Wegen Einzelheiten der Frage, inwieweit die besonderen Verhältnisse des Kriegsdienstes geeignet sind, zur rascheren Entwicklung einer bösartigen Neubildung beizutragen, verweisen wir auf die Ausführungen von v. Hansemann[1]), Orth, Benda, Waetzold, Martineck[2]) u. a. und bemerken, daß auch wir die Strapazen des Kriegsdienstes für geeignet halten, die Widerstandskraft des Organismus gegenüber den Wirkungen einer bösartigen Neubildung herabzusetzen und damit das Ende eines an einer bösartigen Geschwulst erkrankten Patienten zu beschleunigen.

---

1) v. Hansemann, Zeitschr. f. ärztl. Fortbild. 1916. Nr. 7.
2) Orth, Benda, Waetzold, Martineck, Ebenda.

### 3. Lage- und Formveränderungen des Magens, sowie Magenerkrankungen als Folge anderer Erkrankungen.

Von den bisher noch nicht ausführlich erörterten organischen Erkrankungen des Magens besitzen noch die Lage- und Formveränderungen ein großes praktisches Interesse.

Unter den Lageveränderungen beanspruchen ein solchesInteresse vor allem die Fälle von Gastroptose bzw. Enteroptose. Dieselben haben in der Literatur früherer Jahre einen breiten Raum eingenommen, weil man früher geneigt war, diesen Fällen bzw. ihrem Krankheitsbilde eine klinische Sonderstellung einzuräumen. Allmählich hat man sich jedoch daran gewöhnt, und auch wir selbst haben schon vor 20 Jahren einer solchen Auffassung das Wort geredet[1]), die Fälle von Gastroptose, soweit sie nicht durch besondere offenkundige Ursachen, wie durch rasche Entfettung, Dehnung der Bauchdecken durch Aszites usw., erzeugt sind, nur als Teilerscheinung einer allgemeinen Anomalie des Körperbaues anzusehen. Da die letztere aber meist in einer konstitutionellen Asthenie gegeben ist, so wäre für die Begutachtung der Fälle von Gastroptose hier dasselbe zu sagen, was bereits an früherer Stelle über die Beurteilung des Habitus asthenicus und der konstitutionellen Asthenie erörtert worden ist. Ueberhaupt verdienen die Fälle von Gastroptose erst dann ein Interesse für die Begutachtung, wenn sie mit subjektiven Beschwerden verbunden sind. Da die letzteren aber meistens denjenigen Beschwerden entsprechen, welche wir bei der konstitutionellen Asthenie zu beobachten gewohnt sind, so ist auch die Behandlung dieser Beschwerden im großen und ganzen dieselbe wie bei der konstitutionellen Asthenie. Auch die Gesichtspunkte für die Beurteilung der beruflichen Betätigung der mit Beschwerden einhergehenden Fälle von Gastroptose oder Enteroptose ergeben sich nur aus einer Betrachtung der Gesamtkonstitution, es sei denn, daß besondere, im klinischen Bild selbständige, Magenveränderungen, wie z. B. Magengeschwüre vorliegen.

Von Verlagerungen des Magens sind diejenigen, welche uns in Form einer Rechtsfixation entgegentreten, bereits weiter oben bei der Besprechung des Duodenalgeschwürs vom diagnostischen Standpunkte erörtert. Verziehungen anderer Art, wie sie durch perigastritische und peritonitische Vorgänge erzeugt werden können, sind in ihren Folgen zu verschiedenartig, als daß sie einer einheitlichen

---

1) H. Strauß, Berl. Klinik. 1899. H. 131.

Betrachtung zugänglich wären. Ein gleiches gilt bis zu einem gewissen Grade auch für die durch Brüche der Linea alba erzeugten Beschwerden, doch pflegen die Folgen solcher Bauchwandbrüche in der überwiegenden Mehrzahl der Fälle außerordentlich gering zu sein, so daß Hernien der Linea alba überhaupt nur in einer sehr kleinen Zahl von Fällen den Gegenstand einer militärärztlichen Begutachtung abgeben. In Fällen solcher Art ist stets auch mit der Möglichkeit eines komplizierenden Magengeschwürs zu rechnen.

Von abnorm seltenen und folgenschweren Lageveränderungen haben wir einmal auch einen Fall von Hernia diaphragmatica gesehen, welcher ein ähnliches Bild darbot, wie es erst jüngst von v. Domarus und Salomon[1]), sowie von Rautenberg, Schütze Bucky[2]) u. a. geschildert worden ist. In dem betreffenden durch Schußverletzung zustande gekommenen Fall zeigte die Untersuchung folgendes:

Auf der rechten Thoraxseite war am Zwerchfellschatten und auf der linken Seite sehr weit oberhalb des Zwerchfellschattens eine große Luftblase zu sehen, an deren unterer Begrenzung etwas Barium lag, das langsam nach unten zu in einen schmalen Streifen auslief. Dicht neben der Wirbelsäule war im hinteren Mediastinum ein kleiner Geschoßsplitter zu sehen. Die Einschußöffnung lag ziemlich hoch seitlich im Thorax.

Da die anfänglich nur mäßig starken Beschwerden des Patienten an Stärke zunahmen, so ließ sich Patient nach der Entlassung aus dem Lazarett operieren. Er erlag aber alsbald einer Schluckpneumonie.

Außer dem genannten Falle von Zwerchfellhernie durch Schußverletzung habe ich außerhalb des Lazaretts noch zwei weitere Fälle gleicher Art zu sehen bekommen.

Auf die Formveränderungen des Magens, wie sie durch Annäherung des Pylorus an die kleine Kurvatur durch neugebildetes Bindegewebe gegeben werden („Perigastritis deformans" bzw. „schneckenförmige Einrollung des Pylorus"), ist bereits weiter oben bei der Besprechung des Magengeschwürs eingegangen worden. Bei gleicher Gelegenheit ist auch des organischen Sanduhrmagens gedacht worden. Dagegen haben wir es nicht für notwendig gehalten, auch auf diejenigen Formveränderungen, die durch narbige Pylorusstenosen erzeugt werden, d. h. auf die Magenerweiterung, ausführlich einzugehen, weil die betreffenden Fälle nicht nur vom diagnostischen und therapeutischen Standpunkte, sondern auch bezüglich der militärärztlichen Begutachtung in der Regel außerordentlich klar liegen.

---

1) v. Domarus und Salomon, Fortschr. a. d. Gebiete d. Röntgenstrahlen. Bd. 23.

2) Rautenberg, Schütze, Bucky, Berl. klin. Wochenschr. 1917. Nr. 25. S. 615.

Wir möchten es aber nicht unterlassen, hier auch noch die große Bedeutung der sekundären Magenerkrankungen, d. h. derjenigen Magenerkrankungen zu betonen, welche als Folge einer nicht den Magen betreffenden Organkrankheit oder einer Allgemeinkrankheit aufzutreten pflegen. Von einer Besprechung dieser Fälle haben wir zwar hier Abstand genommen, weil wir auf dem Standpunkte stehen, daß in den betreffenden Fällen in erster Linie die Grundkrankheit und erst in zweiter Linie ihre am Magen sich äußernde Folgeerscheinung den Gegenstand der Beurteilung bilden muß, wir möchten aber trotzdem hier auf die Wichtigkeit gerade dieser Zustände deshalb besonders hinweisen, weil ihre Erkennung und ihre richtige Beurteilung nur dann möglich ist, wenn man bei Klagen über den Verdauungskanal nicht bloß die Verdauungsorgane, sondern auch die übrigen Organe des Patienten untersucht. Wenn wir auch schon weiter oben auf die Bedeutung der allgemeinen Untersuchung für die Beurteilung von Verdauungskranken genügend bei Gelegenheit der einleitenden Betrachtungen hingewiesen haben, so möchten wir doch die vorliegenden Ausführungen nicht schließen, ohne es nochmals betont zu haben, daß gerade bei der Untersuchung und Begutachtung von Verdauungskranken bei aller Konzentration der Untersuchung auf das erkrankte Organ doch der Blick für das Ganze nicht fehlen darf, und daß es eine bedenkliche Schattenseite einer Sonderorganisation wäre, wenn sie einen einzelnen Körperteil als das Ganze betrachten und infolgedessen den übrigen Körper nicht mit der notwendigen Sorgfalt zum Gegenstand einer genauen Untersuchung machen würde.

# Register.

25. Heft. Ueber die Entstehung und Behandlung des Plattfusses im jugendlichen Alter. Von Dr. Schiff. 1904. 2 M.

26. Heft. Ueber plötzliche Todesfälle, mit besonderer Berücksichtigung der militärärztlichen Verhältnisse. Von Oberarzt Dr. Busch. 1904. 2 M. 40 Pf.

27. Heft. Kriegschirurgen und Feldärzte der Neuzeit. Von Oberstabsarzt Prof. Dr. A. Köhler. 1904. 18 M.

28. Heft. Beiträge zur Schutzimpfung gegen Typhus. Bearbeitet in der Medizinal-Abteilung des Königl. Preuss. Kriegsministeriums. Mit 10 Kurven im Text. 1905. 1 M. 60 Pf.

29. Heft. Arbeiten aus den hygienisch-chemischen Untersuchungsstellen. Zusammengestellt in der Med.-Abt. des Königl. Preuss. Kriegsministeriums. I. Teil. 1905. 2 M. 40 Pf.

30. Heft. Ueber die Feststellung regelwidriger Geisteszustände bei Heerespflichtigen und Heeresangehörigen. Beratungsergebnisse aus der Sitzung des Wissenschaftl. Senats bei der Kaiser Wilhelms-Akademie für das militärärztliche Bildungswesen am 17. Februar 1905. Mit 3 Kurventafeln im Anhang. 1905. 1 M.

31. Heft. Die Genickstarre-Epidemie beim Badischen Pionier-Bataillon Nr. 14 (Kehl) im Jahre 1903/1904. Mit einem Grundriss der Kaserne und zwei Anlagen. 1905. 3 M. 60 Pf.

32. Heft. Zur Kenntnis und Diagnose der angeborenen Farbensinnstörungen. Von Stabsarzt Dr. Collin. 1906. 1 M. 20 Pf.

33. Heft. Der Bacillus pyocyaneus im Ohr. Klinisch-experimenteller Beitrag zur Frage der Pathogenität des Bacillus pyocyaneus. Von Stabsarzt Dr. Otto Voss. Mit 5 Tafeln. 1906. 8 M.

34. Heft. Die Lungentuberkulose in der Armee. Im Anschluss an Heft 14 der Veröffentlichungen bearbeitet von Stabsarzt Dr. Fischer. 1906. 2 M.

35. Heft. Beiträge zur Chirurgie und Kriegschirurgie. Festschrift zum siebzigjährigen Geburtstage Sr. Exz. v. Bergmann gewidmet. Mit dem Porträt Exz. v. Bergmann's, 8 Tafeln und zahlreichen Textfiguren. 1906. 16 M.

36. Heft. Beiträge zur Kenntnis der Verbreitung der venerischen Krankheiten in den europäischen Heeren sowie in der militärpflichtigen Jugend Deutschlands. Von Stabsarzt Dr. H. Schwiening. 1907. Mit 12 Karten und 8 Kurventafeln. 6 M.

37. Heft. Ueber die Anwendung von Heil- und Schutzseris im Heere. Beratungsergebnisse aus der Sitzung des Wissenschaftl. Senats bei der Kaiser Wilhelms-Akademie für das militärärztliche Bildungswesen am 30. November 1907. 1908. 1 M. 20 Pf.

38. Heft. Arbeiten aus den hygienisch-chemischen Untersuchungsstellen. Zusammengestellt in der Med.-Abt. des Königl. Preuss. Kriegsministeriums. II. Teil. 1908. 2 M. 80 Pf.

39. Heft. Ueber das Auftreten von Sarkomen, sowie von Haut-, Gelenk- und Knochentuberkulose an verletzten Körperstellen bei Heeresangehörigen. Von Oberstabsarzt Dr. Eichel. 1908. 80 Pf.

40. Heft. Ueber die Körperbeschaffenheit der zum einjährig-freiwilligen Dienst berechtigten Wehrpflichtigen Deutschlands. Auf Grund amtlichen Materials unter Mitwirkung von Oberstabsarzt Dr. Nicolai bearbeitet von Stabsarzt Dr. Heinrich Schwiening. 1909. 5 M.

41. Heft. Arbeiten aus den hygienisch-chemischen Untersuchungsstellen. Zusammengestellt in der Med.-Abt. des Königl. Preuss. Kriegsministeriums. III. Teil. 1909. 2 M. 40 Pf.

42. Heft. Die altrömischen Militärärzte. Von Stabsarzt Dr. Haberling. Mit 1 Titelbilde und 16 Textfiguren. 1910. 2 M. 80 Pf.

43. Heft. Die Hagenauer Ruhrepidemie des Sommers 1908. Bearbeitet in der Medizinal-Abteilung des Kgl. Preuss. Kriegsministeriums. Mit 3 Tafeln u. 8 Abb. im Text. 1910. 2 M. 80 Pf.

44. Heft. Berichte über die Wirksamkeit des Alkohols bei der Händedesinfektion. Zusammengestellt in der Medizinal-Abteilung des Königlich Preussischen Kriegsministeriums. Mit 8 Textfiguren. 1910. 2 M. 40 Pf.

45. Heft. Arbeiten aus den hygienisch-chemischen Untersuchungsstellen. Zusammengestellt in der Medizinal-Abteilung des Königlich Preussischen Kriegsministeriums. IV. Teil. 1911. 3 M.

46. Heft. Beiträge zur Lehre von der sog. „Weil'schen Krankheit". Klinische und ätiologische Studien an der Hand einer Epidemie in dem Standort Hildesheim während des Sommers 1910. Von Generalarzt Dr. Hecker und Stabsarzt Prof. Dr. Otto. Mit 10 Tafeln, 1 Skizze und 15 Kurven im Text. 1911. 8 M.

47. Heft. Das Königliche Hauptsanitätsdepot in Berlin. Mit 3 Tafeln und 24 Abbildungen im Text. 1911. 2 M.

48. Heft. Ueber ein Eiweissreagens zur Harnprüfung für das Untersuchungsbesteck der Sanitätsoffiziere. Vorträge und Berichte aus der Sitzung des Wissenschaftl. Senats bei der Kaiser Wilhelms-Akademie am 6. Mai 1909. 1911. 1 M. 60 Pf.

49. Heft. I. Die Heranziehung und Erhaltung einer wehrfähigen Jugend. Vortrag, gehalten am 9. Januar 1911 von Dr. Lothar Bassenge, Stabsarzt im Kriegsministerium. II. Krankenpflege, insbesondere weibliche Krankenpflege im Kriege. Vortrag, gehalten am 16. Januar 1911 von Dr. Georg Schmidt, Stabsarzt im Kriegsministerium. 1 M. 60 Pf.

50. Heft. Sonnenbäder. Von Oberstabsarzt Dr. W. Haberling. 1912. 1 M. 20 Pf.